HYDROLOGIE THERMALE

EAUX MINÉRALES DE LUCHON

INSTRUCTIONS PRATIQUES

Avant, Pendant et Après la Cure

> « L'art de guérir n'est point un métier, c'est un sacerdoce, disait notre incomparable Bordeu. Le médecin est le prêtre du temple; il est là pour éclairer les malades sur la pratique des eaux, pour les diriger par une bonne méthode, pour rectifier leurs idées, pour chasser leurs préjugés. »
>
> L.-L. ALIBERT.
>
> (*Précis sur les Eaux minérales*).

PAR

Le Dr Carlos VALDÈS,

Médecin des Eaux de Bagnères-de-Luchon,
Médecin des Epidémies de Choléra et de Suette (1854),
Médecin-chef de la 3ᵉ escouade mobile des Ambulances de la Presse
(service extérieur d'Ouest-Ceinture, 1870),
Ancien interne des hôpitaux (Hôtel-Dieu de Toulon, 1854-1855),
Honoré en France de trois médailles (services médicaux), etc.,
Chevalier de la Légion d'honneur (1871).

Prix 2 francs.

BAGNÈRES-DE-LUCHON

CH. LAFONT, LIBRAIRE-ÉDITEUR,

40, ALLÉES D'ÉTIGNY,

1884

HYDROLOGIE THERMALE

EAUX MINÉRALES DE LUCHON

INSTRUCTIONS PRATIQUES

Avant, Pendant et Après la Cure

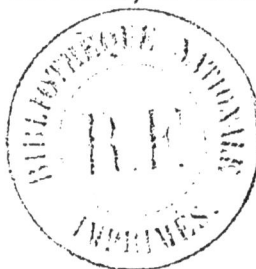

> « L'art de guérir n'est point un métier, c'est un sacerdoce, disait notre incomparable Bordeu. Le médecin est le prêtre du temple; il est là pour éclairer les malades sur la pratique des eaux, pour les diriger par une bonne méthode, pour rectifier leurs idées, pour chasser leurs préjugés. »
>
> L.-L. ALIBERT.
>
> (*Précis sur les Eaux minérales*).

PAR

Le Dʳ Carlos VALDÈS,

Médecin des Eaux de Bagnères-de-Luchon,
Médecin des Epidémies de Choléra et de Suette (1854),
Médecin-chef de la 3ᵉ escouade mobile des Ambulances de la Presse
(service extérieur d'Ouest-Ceinture, 1870),
Ancien interne des hôpitaux (Hôtel-Dieu de Toulon, 1854-1855),
Honoré en France de trois médailles (services médicaux), etc.,
Chevalier de la Légion d'honneur (1871).

BAGNÈRES-DE-LUCHON

CH. LAFONT, LIBRAIRE-ÉDITEUR,
40, ALLÉES D'ÉTIGNY,

1881

TABLE DES MATIÈRES

EAUX MINÉRALES DE LUCHON

INSTRUCTIONS PRATIQUES

Avant, Pendant et Après la Cure

PRÉLIMINAIRES

Beaucoup de personnes se croyant, ou feignant de se croire malades vont aux eaux par désœuvrement ou par mode. Qu'elles se rendent à Luchon ou dans une autre station d'eaux minérales, peu leur importe ; elles ne voient dans la médication hydro-thermale qu'un breuvage de plus à boire, et des bains ou des douches à prendre à des heures déterminées de la journée. Cela occupe, cela pose, cela rend intéressant : c'est la mode.

Rien n'est plus contraire au bon sens que cette pratique. Rien n'est plus absurde que ce *voyage de santé* entrepris dans le but, *hautement avoué,* de signer un nouveau bail avec une santé plus ou moins ébranlée par les excès et les veilles de tout genre. Rien souvent n'est plus dangereux que de chercher ainsi à obtenir la guérison radicale d'une maladie chronique jusqu'alors opiniâtre, indocile et rebelle à toute médication antérieure. Ce voyage, il faut bien le dire, se fait malheureusement la plupart du temps non seulement sans l'avis préalable du médecin, mais encore sans la connaissance des effets et des propriétés des eaux de la localité choisie.

On ne voit, dans la médication hydro-thermale, que son côté facile et d'agréable exécution. Quelques-uns croient qu'il suffit de connaître le nom de leur maladie pour courir la chance ou le risque d'une cure. Pour d'autres, l'immunité dont semblent jouir certains tempéraments et certaines constitutions, leur donne pleine confiance. Il y en a aussi qui s'attachent à ce côté mystérieux et insaisissable qui est la vie propre des eaux thermales, et qui, comme la sève dans le végétal, leur fait accomplir des actes qu'on ne saurait définir, et encore moins expliquer. C'est là ce qu'Hippocrate désignait par son : « Je ne sais quoi de divin, car dans tout, au fond de tout, et partout on retrouve la main de Dieu. » Mais il ne faudrait pas arguer de l'exemple de ceux qui s'en trouvent bien pour suivre leur exemple; tout en se confiant en elle, on ne doit pas oublier qu'il ne faut jamais tenter la Providence.

A leur compte, un grand nombre de gens du monde croient que, de l'antagonisme des constitutions, des tempéraments, des idiosyncrasies et des maladies, de leur siège, de leurs périodes, de l'état actuel de leurs manifestations, il doit se produire pour le même traitement les mêmes modifications, les mêmes améliorations. Cela est quelquefois vrai. Mais qu'on y prenne bien garde, l'effet *curatif* et l'effet *palliatif* sont deux choses bien distinctes. De plus, il est des guérisons préjudiciables, surtout quand il s'agit de ces manifestations où le principe des fluxions prédomine, comme dans le rhumatisme, la goutte, etc., et dans les diathèses syphilitique et dartreuse.

Le malade, dirons-nous encore, s'extasie plutôt devant un succès qui, souvent, n'est qu'un revers. Il lui en coûte de se rendre à la raison, et pour avoir détourné, sans l'avis préalable de l'homme de l'art, soit une maladie simple, comme certaines affections dartreuses ou des rhumatismes siégeant dans une partie quelconque de l'économie, il lui arrive de transporter le mal dans une autre région, souvent même dans un organe interne. Les uns et les autres ne tiennent aucun compte des divers contingents de la cure ; ils n'ont aucun égard pour les relations qui existent entre les divers constituants minéralisateurs des eaux de Luchon : pour les changements chimiques et vitaux; pour les actions dynamiques à *des températures diverses*; pour le choix même de la source, et enfin, pour la forme et l'application des divers moyens balnéaires.

Il est nécessaire que le malade connaisse tout le parti qu'il pourra tirer de ces instructions, *avant*, *pendant* et *après* la cure thermale. — *Avant*, car notre organisation, à l'état de santé ou de maladie, transportée dans un autre milieu, a grandement besoin de s'acclimater avec les nouvelles conditions de vie où il va chercher la santé. — *Pendant*, car l'action de nos eaux, variant à l'infini suivant la classe ou le groupe des sources; la température et la durée des bains ou des douches; l'impressionnabilité ou la sensibilité organique de chaque sujet ; la minéralisation plus ou moins accentuée des sources ; la quantité d'eau minérale ingérée dans son estomac; il doit se garantir contre toute prescription arbitraire qui est en dehors de la cure. — *Après*, car l'effet de nos eaux ne se manifestant pas toujours de la même manière chez toutes les personnes, négliger nos conseils pourrait souvent compromettre la cure, et n'en faire tirer que peu ou point de fruit.

Au cours de ces instructions, nous ne voudrions pas nous perdre en de longs détails, et cependant ne voulant rien négliger dans l'intérêt de nos malades, nous leur donnerons quelques conseils sur la conduite à tenir du jour où la maladie les force à partir pour Luchon, jusqu'au jour où, grâce à l'effet bienfaisant des eaux, ils quittent la vallée pyrénéenne, allégés du mal qui les torturaient.

Mais tout d'abord, et avant toute chose, il importe de bien éclairer le médecin qui doit décider de leur départ; quelle époque il faut choisir pour se rendre à Luchon et, cette époque désignée, combien il faut éviter de retarder le départ.

Ils trouveront aussi dans ce léger opuscule quelques instructions pratiques sur la manière de se loger, de se vêtir, de se nourrir pendant la cure thermale, sur l'usage des eaux et des bains, afin que les uns et les autres leur soient favorables.

Nous espérons que ceux qui nous feront l'honneur de nous lire n'auront qu'à se louer de nous avoir consacré quelques instants.

CHAPITRE I.

Avant toutes choses, il importe au malade d'éclairer le médecin sur les antécédents, le siège, les symptômes, les complications, la marche de la maladie, la date de l'invasion morbide et ses intermittences d'exaspération et d'apaisement. Sans être médecin, personne n'ignore qu'il y a dans le traitement des maladies chroniques des conditions inhérentes à l'organisme, à la nature du mal, au remède lui-même, ou à son mode d'administration, qui doivent par cela même faire échouer les moyens les mieux combinés, s'ils ne sont pas appropriés à chaque individualité morbide. Chaque maladie peut présenter ses modalités à des degrés variables.

Le même symptôme, en effet, correspond souvent à des maladies dissemblables. Le fait de la coexistence d'une seconde affection marchant de pair avec la maladie principale n'est pas rare. L'homme de l'art peut seul établir la médication et instituer le traitement convenable. Et comme les diathèses et ses éléments jouent un rôle toujours plus essentiel que la forme même de la maladie, c'est au médecin seul à rapprocher tous les symptômes, à opérer la synthèse, et surtout à exiger de la clinique la justification et la sanction d'un diagnostic rationnel et fécond pour la médication thermale.

Contre-indications du traitement sulfureux thermal. — Quelle que soit la valeur de ce traitement, à côté des *indications* qui, sagement appliquées, exercent le plus souvent une action heureuse sur un grand nombre de maladies chroniques, il y a aussi des *contre-indications* précises, qu'il faut savoir distinguer. On se trouvera bien de considérer qu'il y a toujours dans la nature un grand enchaînement de la cause à l'effet. La porte toujours ouverte et qui peut seule offrir la santé peut également se fermer pour celui qui imprudemment voudrait la franchir, sans fixer au préalable pour chaque cas, non seulement les *lois propres*, mais aussi les *lois générales* de l'individualité des maladies chroniques.

On voit combien il est nécessaire de préciser les cas où l'on doit s'abstenir de l'usage des eaux de Bagnères-de-Luchon. Nous passerons bien entendu sur les contre-indications relatives au mode distinct d'application balnéaire, de même que sur les autres conditions qui dépendent des forces affaiblies, des constitutions frêles, des manifestations diathésiques, etc, qui donnent lieu pendant la *cure* à des réactions bizarres, dans le cercle même des actions physiologiques et pathologiques. Le vulgaire ne saurait jamais les interpréter, encore moins les comprendre ; aussi est-ce au praticien éclairé de suivre la maladie pas à pas et de

porter remède aux fâcheuses éventualités du traitement.

Voici les principales *contre-indications* dont aupa-
ravant toute personne se rendant spontanément à Luchon devrait se pénétrer pour écarter toute équi-
voque.

1° Celles qui se rapportent aux extrêmes d'âge (en-
fance ou vieillesse).

2° La période menstruelle, la grossesse, et l'âge critique (les deux premières, sans être trop absolues).

3° Le tempérament sanguin et pléthorique soumis
aux fluxions actives.

4° Le caractère aigu, sthénique, de tout état morbi-
bide.

5° Les anévrysmes du cœur et des gros vaisseaux.

6° Les épanchements sanguins ou séreux dans les
diverses cavités.

7° Les rétrécissements ou insuffisance des valvules
du cœur, hypertrophies actives, dilatations des ventri-
cules.

8° La phthisie pulmonaire à marche aiguë.

9° Les hémoptysies et les dispositions aux congestions pulmonaires et cérébrales.

10° La goutte.

11° L'épilepsie, la danse de Saint-Guy.

12° Les dégénérescences squirrheuses ou cancé-
reuses.

13° Les maladies de l'encéphale.

14° Les plaies et écorchures récentes.

15° L'éréthisme nerveux exagéré.

16° L'asthme symptomatique d'une lésion du cœur.

17° Les varices des extrémités inférieures et des parties génitales ; etc.

Comme on le voit, les eaux de Luchon ne répondent pas à tous les besoins d'un organisme malade : elles ne sont pas une panacée universelle ; du reste, quelle que soit l'efficacité de la médication thermale, ce n'est pas en administrant les eaux à bâtons rompus dans chaque période de la vie et pour toute unité morbide, sans distinction de sexe, d'âge, de constitution, etc, qu'on pourrait leur assurer un succès.

Indications du traitement sulfureux thermal. — D'autre part, voici des indications plus particulières qui s'imposent à la médication sulfureuse et thermale et les divers modes d'emploi des eaux dont l'établissement de Luchon possède un véritable arsenal.

1° Diathèse rhumatismale.

2° Diathèse herpétique.

3° Diathèse scrofuleuse.

4° Diathèse lymphatique.

5° Diathèse syphilitique.

6 Cachexies mercurielles et saturnines.

7° Maladies asthéniques générales ou locales ; phthisie scrofuleuse ou lymphatique.

8° Lésions du pharynx et du larynx.

9° Affections catarrhales des bronches.

10° Phlegmasies du col de l'utérus.

11° Maladies traumatiques (vieilles blessures suite des fractures, entorses, fausses luxations, ankyloses).

12° Les névroses (hystérie, hypochondrie, et certains autres états nerveux dépendant les uns d'un vice rhumatismal ou herpétique, les autres se ralliant aux époques critiques des femmes.

Les eaux de Luchon jouissent encore d'une spécificité marquée dans un grand nombre d'autres diathèses, où le soufre et la température, élevée d'un seul coup ou graduellement, sont indiqués. Le tableau synoptique ci-joint de la classification médicale des eaux de Luchon s'adresse plus particulièrement aux praticiens éloignés de notre cité, qui voudraient instituer le traitement thermal des autres affections liées au retour offensif d'un principe herpétique, rhumatismal, syphilitique, etc., provoqué ou ayant cessé.

Sources de Bagnères-de-Luchon.

Les sources que possède Bagnères-de-Luchon forment quatre groupes.

1o Sources sulfurées sodiques thermales.

2o Sources sulfurées salines froides.

3o Sources sulfurées alcalines thermales.

4o Sources ferrugineuses.

I. Les sources sulfurées sodiques thermales débitent près de 700,000 litres dans les vingt-quatre heures. Elles se divisent au point de vue de leur action thérapeutique : 1o en sources excitantes ; 2e en sources sédatives.

Les premières, les *sources excitantes*, forment trois catégories distinctes, qui sont :

A. La Grotte supérieure et la Grotte inférieure, à sulfuration forte et très excitante.

B. Richard supérieure et Richard inférieure, à sulfuration également forte, mais moins excitante.

C. La Reine, à sulfuration moyenne, quoique très excitante.

3° Les autres sources, dites *sources sédatives ou douces*, composent quatre autres catégories :

A. Source douce à sulfuration légère, comme Ferras et Bosquet.

B. Source à sulfuration forte, comme Borden.

C. Source douce à sulfuration moyenne, comme Etigny.

D. Source douce avec le soufre en suspension, comme la Blanche.

Ainsi parmi nos sources, les unes sont *hypersthénisantes* et d'une action énergique et stimulante, les autres sont *hyposthénisantes*, c'est-à-dire d'une action faible ou peu excitante. Ces deux modes d'action sont très distincts, et on ne saurait obtenir des effets semblables *en élevant à une égale température* les sources si diverses que nous allons nommer.

II. Les sources sulfurées salines froides (sulfureuses) embrassent seulement la source dite froide à 16° cent), et qui est destinée, dans l'établissement, aux mélanges avec les autres sources pour les bains, et aussi dans les salles des douches. Son débit est de près de 600,000 litres dans les vingt-quatre heures.

III. La source sulfurée alcaline, dite de Ravi, très utile dans les affections goutteuses et calculeuses, est aussi unique. La nouvelle administration, en faisant l'année dernière l'acquisition de l'eau de Ravi, qui avait appartenu jusqu'ici à un particulier de Luchon, a compris toute l'importance de cette source, dont doivent tirer un excellent profit les étrangers malades se rendant dans notre cité.

IV. Les sources ferrugineuses sont en grand nombre. Elles se divisent:

1º En ferrugineuses sulfatées.

2º Ferrugineuses crénatées.

Elles naissent les unes et les autres au même niveau géologique, et rendent de grands services comme auxiliaires de la cure thermale des maladies chronique, cachexies de toute sorte, appauvrissement du sang, etc.

Conseils d'Hippocrate sur la météorologie et le climat des lieux habités. — Malgré l'intervalle que les siècles ont mis entre Hippocrate et nous, il faut bien l'avouer, à quelque chose près, l'art médical est encore dans l'esprit et dans le génie des livres de ce grand homme. Voici ce qu'il conseillait, dans son ouvrage : (*De aere, locis et aquis, liber : opera omnia*, ed. Joesio 1624), à toute personne arrivant dans une ville qui lui serait inconnue. « Il veut qu'on examine de quelle « manière le soleil l'éclaire et l'échauffe; quelle est « la constitution de l'atmosphère, l'état, la force et la « direction des vents; quelle est la quantité et la qua- « lité des eaux, soit de celles qui y coulent en fontai- « nes ou rivières, qui peuvent y séjourner ou y crou- « pir et former des marais, soit de celles qui fournis- « sent la boisson, et enfin quelle est la nature du « sol qui sert d'habitation, et qui est la matrice des

« productions destinées à l'usage et à la nourriture des
« hommes. »

Insouciance des malades à cet égard. — Le malade,
il est vrai, prête peu d'attention à l'exposition physi-
que, géographique et météorologique du nouveau
milieu qu'il se propose d'habiter. C'est pourquoi
nous lui conseillons de ne jamais quitter sa rési-
dence habituelle sans préalablement voir son médecin
en titre, et lui demander son avis sur l'orientation,
l'exposition et l'altitude de la localité, les moindres
éventualités du temps, les vents dominants, la nature
du sol, la température, en un mot quelle est la clima-
tologie de la ville où il doit faire usage d'une cure
thermo-minérale.

Nécessité de consultations écrites. — A ces rensei-
gnements verbaux, il doit joindre une consultation
écrite, soit de son médecin, soit du dernier praticien
qu'il aura consulté. Cette consultation sera d'un grand
secours pour le médecin des eaux. Elle lui fera gagner
du temps, au grand avantage du malade, car il con-
naîtra sans perdre un seul jour les conditions qui doivent le guider sur le traitement thermal. Bien plus,
quelle que soit la forme de sa maladie chronique,
quel que soit le procédé de son évolution, le malade
bénéficiera d'autant mieux de l'efficacité des eaux, si
d'après la médication pharmaceutique conseillée par
son médecin, il y a déjà eu un changement favorable
dans la marche lente et obscure, soit d'une diathèse
invétérée, soit spontanée, héréditaire ou même consé-
cutive à une maladie locale.

Tergiversations des malades. — Personne n'ignore que, neuf fois sur dix, le malade a des tergiversations avant de préciser la date de son voyage. Ce manque de résolution dans le choix du jour dépend moins de l'état de sa maladie que du nombre de robes et de chapeaux à mettre dans une malle, si c'est une dame, ou du nombre des amis qu'il amènera, si c'est un homme. Eh bien, le caractère marqué de la constitution médicale de Luchon pendant la saison estivale s'oppose à ce que le malade choisisse indifféremment un des quatre mois de la station dite estivale. Il faut qu'il tienne sérieusement compte de la classe de maladie qui le tourmente, de sa période, de sa forme, de son idiosyncrasie ou susceptibilité vitale, de son hérédité, de son âge, de sa constitution et de son tempérament, de son sexe, etc. Je le répète, de son acquiescement à la physionomie caractéristique de la saison estivale que nous allons signaler tantôt, dépendra le succès de la cure thermale. Tout individu, même à l'état sain, par l'effet d'un déplacement brusque du milieu qu'il habite et par la seule différence de la pression atmosphérique que pourra supporter son corps, s'expose à subir les diverses conditions météorologiques de la localité qu'il habite pour la première fois. Nous ajouterons que ces mêmes personnes, avec une apparence de santé, subissent très fréquemment une perturbation dans les forces de la vie, et qu'elles s'en ressentent sans en comprendre les causes. Tantôt c'est un trouble vital, d'autres fois un dérangement fonctionnel; enfin, par ces premiers symptômes, s'affirment

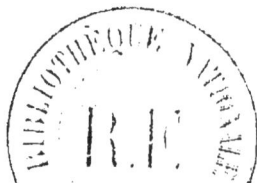

bien souvent les caractères d'une lésion locale endor-
mie par d'autres causes dans son économie.

———

CHAPITRE II.

Constitution médicale du climat de Luchon. — *La
saison balnéaire,* dite officielle, commence à Luchon le
premier du mois de juin, et se prolonge jusqu'à la dernière quinzaine du mois de septembre. Nous avons
observé dans une période de dix années consécutives
(1871 à 1880) *trois physionomies atmosphériques* bien
distinctes et très marquées, pendant la saison dite
aussi estivale, au point de vue de l'impressionnabilité
individuelle quotidienne, et des effets de la cure thermale. Voici ces trois périodes :

1° *Une période d'invasion* correspondant au mois de
juin, et tenant encore de la saison antérieure, c'est-à-
dire de la constitution atmosphérique du mois de mai :

2° *Une période d'état*, ou *d'intensité*, juillet et première quinzaine du mois d'août, c'est-à-dire période
stationnaire, *c'est ce qu'elle doit être* ;

3° *Une période* dite de *terminaison* (fin août et septembre) c'est-à-dire période pendant laquelle la saison
perd peu à peu les caractères tranchés de son
climat *estival* et qui va se confondre avec la constitution saisonnière du mois d'octobre. Ce qui donne une
signification majeure au caractère climatologique de
chacune de ces trois périodes de la saison, nous le

répétons, c'est qu'il y a des maladies qui par leur degré d'intensité ou période d'évolution réclament les unes, une température modérée, tandis que d'autres se trouveront infiniment mieux d'une température élevée, etc.

I. *Saison dite période d'invasion, correspondant au mois de juin.* — La température n'est ni trop chaude, ni trop froide. C'est une température exceptionnelle qui règne le plus souvent. Les systèmes *maxima* et *minima* du thermomètre s'y relèvent facilement et très vite. Il n'y a pas ces intempéries et effets consécutifs de l'électricité atmosphérique, ni ces forts orages qu'une grande élévation ou un abaissement de température provoquent et qui rendraient la saison insupportable. Les rayons d'un soleil toujours chaud rendent le climat très agréable et favorable aux constitutions nerveuses et aux malades atteints de névrosisme qui entretient l'asthénie ou qui sont sous la déperdance d'une diathèse herpétique, rhumatismale ou syphilitique. Se trouveront encore bien les organisations délicates, constitutionnelles, innées ou acquises, enfants ou personnes en convalescence de maladies aiguës ou entachées de lymphatisme ou scrofules, les anémiques et chlorotiques, les malades souffrant de palpitations, défaillances, hypochondries, affections gastro-intestinales.

II. *Saison dite d'Etat ou d'intensité, correspondante à juillet et août.* — Les influences météorologiques sont relatives. La température, il est vrai, est très élevée, mais en somme atténuée par cès forts orages passagers, laissant derrière eux des nuages qui, fort heureusement, refroidissent l'air, et nous envoient la pluie pour tempérer et purifier ainsi l'atmosphère. D'un autre côté, la vapeur d'eau qui s'évapore des rivières, favorise la ventilation et fait supporter l'ardeur d'un soleil tropical. Les mois de juillet et d'août sont favorables aux maladies chroniques en général, excepté toutefois les névroses, qui s'aggravent sous l'influence de ces grandes charges d'électricité, orages, tonnerre, tempêtes, etc. ; les affections des voies respiratoires, lésions des membranes muqueuses qui auraient une diathèse herpétique rétrocédée par quelque organe interne ; la *phthisie torpide* que j'appellerais plutôt pneumonie caséeuse et engendrée souvent par une poitrine étroite, transformation de scrofule, maladies bronchopulmonaires, rhumatisme, sciatique, syphilis, affections traumatiques, etc.

III. *Saison, période de terminaison.* — La température du mois de septembre correspondant à cette saison est très douce, calme et plus uniforme que celle de la dernière semaine du mois d'août. Les personnes n'ayant pas retiré dans le cours de la première saison tout le succès qu'on devait attendre de la médication thermale seraient bien d'une *petite cure* de vingt-un jours, et de ne pas attendre à une autre année pour compléter leur traitement. Nul doute que certaines circonstances de position, de fortune, d'occupations, etc., entravent souvent le choix d'une des deux saisons antérieures. Les personnes obligées de compter avec ces

nécessités peuvent être sûres de trouver un climat
agréable sans préjudice et sans contre-indications
pour leur maladie. Elles feront bien d'arriver à Luchon avec leurs paletots d'hiver, flanelle, etc., car les
nuits, malgré le ciel bleu et brillamment étoilé, sont
un peu fraîches.

Nécessité du repos à l'arrivée à Luchon. — Une
fois le malade rendu dans notre cité thermale, il
devra commencer par se reposer pendant vingt-
quatre heures, se délasser, en passant une bonne
nuit, des fatigues du voyage. Ce n'est pas en quittant
le wagon de chemin de fer ; ce n'est point sans prendre
le moindre souci de savoir si la nourriture, qu'en
route, et en toute hâte, il a ingérée, ne lui a pas provoqué quelques troubles et indispositions ; ce n'est
point sans faire un *bon choix* de l'habitation qu'il doit
définitivement garder pendant son séjour à Luchon ; ce
n'est point finalement en dédaignant certaines précautions hygiéniques et, qui plus est, certaines conditions
individuelles, qu'il peut impunément commencer un
traitement qui réclame même une seconde entrevue
de la part du médecin qui doit diriger son traitement.

Les bains émollients de son ou d'amidon introduits
à Luchon par notre regretté confrère, le Dr Fontan, ont
leur utilité, non seulement pendant la cure thermale,
mais aussi avant l'emploi de cette cure. D'abord, quand
ce ne serait que pour calmer l'excitation déterminée
par un long voyage ; puis, pour enlever de la surface
du corps la poussière de la route et la matière grasse
sébacée qui tapissent toute la peau et qui, comme le

·suif, ferment nos pores et rendent d'un effet douteux les deux ou trois premiers bains thermaux. Enfin, pour activer la circulation du sang et rendre la peau moins ·sensible aux impressions du froid, nous nous faisons un devoir de faire toujours prendre des bains simples émollients amidonnés aux malades avant et après l'u-·sage de nos eaux. Toujours 2 ou 3 bains de 3[4 d'heure ·de durée et à 34° ou 35° centigrades.

Préparation à la cure. — Il est encore évident que l'état de pléthore et d'irritation passagère des voies alimentaires par suite d'une nourriture ingérée ·dans l'estomac avec trop de précipitation dans les ·buffets des gares, avec exhalations de mucosités intestinales, évacuations ou constipations, ou bien ·encore, la nécessité de produire un effet général ou ·une déviation, réclame avant le commencement de la cure thermale l'indication d'un purgatif. Tantôt nous faisons usage des *cathartiques* (séné, rhubarbe, huile de ricin, crème de tartre, sulfate de potasse, ·de soude ou de magnésie) ; tantôt, de simples laxa-tifs (*tamarin, casse, manne, miel, etc*). Enfin, quand l'état général et une prompte dérivation demandent la médication drastique, nous employons le jalap, la scammonée, la bryone. Sauf indications spéciales, ·à part les bains simples ou émollients, il n'y a pas de *préparation* nécessaire pour boire les eaux de Lu-chon ou de toute autre station thermale.

La deuxième chose qui s'impose à toute personne devant se soumettre à l'usage de la médication hy-dro-thermale, consistera à rompre avec les habitudes ordinaires de la grande ville, veillées au cercle, préoccupations d'affaires, abus de table et de Vénus, soucis, plaisirs sans délassements, passions de tout genre, bals, en un mot renoncer à ces déplorables habitudes qui dévorent l'esprit, brisent les cœurs, rident nos visages et minent la santé. Nous le répétons les eaux minérales sont une médication complexe, (de *cum*, avec, et *plectere*, plier). Comme toute autre médication elles ne répondent à l'effet qu'on en attend que lorsqu'elles sont prises avec sagesse et discernement. Continuer à se livrer à des écarts de toute espèce pendant le séjour à Luchon est donc peine perdue. Autant vaut rester chez soi. « Quand vous venez aux eaux minérales, disait Alibert, faites comme si vous entriez dans le temple d'Esculape ; laissez à la porte toutes les passions qui occupent votre vie. »

Choix d'un logement. — Rien ne réagit sur notre santé et n'exerce plus un grand ascendant sur notre humeur que le logement où nous couchons, où nous dînons et où une société d'amis vient nous surprendre, pendant que d'autres se livrent à la dissipation et au tourbillon du monde. Un logement convenable, une seule chambre bien *aérée* et bien *exposée* aux rayons du soleil, ne fût-ce que pour peu de jours, nous fera bien mieux bénéficier de l'action curative de nos eaux que tout un chalet mal situé. Que le touriste aimant le mouvement fasse le choix d'un hôtel, nous l'approuvons, car les hôtels sont très confortables à Luchon ; qu'il demeure même dans une chambre triste et resserrée, respirant l'air vicié de sa transpiration cutanée et les gaz qui s'échappent de son estomac et de son rectum, ce n'est point à nous de l'en empêcher : mais le *vrai malade*, pour qui sont ces instructions, doit chercher non seulement sa commodité, mais de l'air, de la lumière et du calorique : *Aër pabulum vitæ* (l'air est l'aliment de la vie) (Hippocrate). Nous lui conseillons donc de *n'arrêter définitivement son logement* que le lendemain de son arrivée à Luchon. Il devra parcourir la ville, se renseigner, auprès d'un ami déja acclimaté et maître de la situation, des logements vides et bien exposés. Luchon possédant plus de logements que le besoin ne l'exige, il faut se mettre en garde contre les domestiques, que leurs maîtres lancent sur votre piste, et qui par leurs importunités vous font arrêter le premier appartement qu'on vous propose. Encore un mot : il faut que l'air qu'on doit respirer ne soit pas *rationné* ; il vous est nécessaire pour votre respiration ; il ne doit pas être vicié, car *tel air, tel sang*, disait encore Ramazzine. Dans une chambre close et sans lumière, l'air à peine entré est altéré par votre respiration même. Il faut, au contraire, que vos 21 litres d'acide carbonique à zéro, représentant 11 gr. 3 de carbone, expirés par heure, soient sans miasmes. Il importe de ne pas changer à tout moment d'habillements. L'organisme se plie difficilement aux changements subits de la température. Tout en se vêtant d'habits de la saison, on doit faire usage de gilets et de caleçons intérieurs en flanelle. Le baigneur doit s'étudier à ce que les eaux ne lui soient ni nuisibles ni funestes. Aussi ne doit-il, pendant son séjour à Luchon, ni quitter sa flanelle, ni oublier ses habillements d'hiver, quand il a à faire une excursion en voiture ou à pied dans nos montagnes. Les soirées et les matinées étant bien souvent très fraîches, il ne faut jamais perdre de vue la nécessité de se couvrir. Bien mieux, pendant l'usage de la médication thermale, la surface du corps étant très sensible et très impressionnable aux variations atmosphériques, il faut que la transpiration ne soit jamais arrêtée par le froid et l'humidité. Rhumatisants, herpétiques, syphilitiques et névropathiques, ne quittez pas vos habillements d'automne, ni votre flanelle. Il est une foule de maladies qui se guérissent par le régime seul, mais il n'en est aucune qui puisse se guérir sans régime. Ce vieil adage est très vrai. Aussi, plus particulièrement aux eaux que partout ailleurs, il est absolument essentiel pour les besoins de la vie de songer d'abord à l'utile, puis à l'agréable. Si l'homme, à l'état de santé, pour soustraire sa nature à une foule de phénomènes sympathiques ou secondaires, est assujetti à raisonner et à modérer ses instincts aussi bien que ses passions, si irrésistibles soient-ils, celui qui est *vraiment malade* doit, à plus forte raison, redoubler de méthode et se restreindre davantage dans l'application des règles touchant à un bon régime et une bonne hygiène. Nous ne saurions cependant établir pour tous les malades, ni le même régime, ni la même sévérité et réserve sur la distribution et les changements d'habitude qu'on doit s'imposer.

Nous savions qu'une vieille routine proscrit (sans distinction d'aucune maladie) certains mets (gibier,

canard, oie, fruits bien mûrs, glaces, thé, café)
dont vraiment on a exagéré l'importance pour la
médication thermale. Evidemment pour celui qui
digère péniblement, qui a une digestion dépravée,
qui est enfin *dyspeptique*, le choix de deux ou trois
plats, entre une soupe au lait, un consommé, un
peu *de viande blanche* (volaille ou veau), une côtelette
grillée, des œufs *frais*, légumes bien cuits (asperges,
petits pois, épinards, pommes de terre), du bon vin
de Bordeaux blanc ou de la bière très légère, des com-
potes et un pain bien cuit, serait plus que suffisant à
chaque repas. Tout ce qui est fumé ou salé, les fruits
non mûrs, de même que les aliments par trop *gras* ou
aigres, exciteront l'appareil digestif. Du reste, quand
il s'agira de remplacer un régime par un autre, chaque
malade devra consulter là-dessus son médecin. Il y a
des cas où celui-ci sera forcé de modifier ou de stimuler
un estomac par les mêmes mets qu'il a défendus à tel
individu dont l'estomac était par trop paresseux.

Parmi le grand nombre de personnes dans des conditions d'une bonne muqueuse stomacale, mais affaiblies par la chronicité et la longueur notable de la
diathèse dominante, combien ne s'en trouve-t-il pas
à qui un régime si sévère et si strict, comme certains
praticiens le conseillent, serait non seulement contre-
indiqué, mais même dangereux? On est en droit de
s'étonner, après la cuisine thermo-pharmaceutique
qu'on ordonne à ces mêmes malades, de voir d'autre
part le rigorisme et la susceptibilité mis en jeu pour
les priver de certains aliments d'une élaboration facile,
et en même temps de nature favorable à déterminer

une excitation organique dans l'économie animale. « Corpora impura plus nutrias, plus cædas, » conseille Hippocrate, et en effet, tant que le malade demande et peut le faire sans nuire à son estomac, on ne doit pas lui refuser de manger.

Vouloir tenir le malade à une diète rigoureuse quand il digère bien, que les eaux sont tolérées et que les aliments plus azotés sont bien assimilés, grâce à la sécrétion abondante de suc gastrique et à l'air oxygéné de nos montagnes doublant la vitalité des voies digestives, c'est à notre avis retarder l'effet physiologique de la médication sulfureuse.

Il est toujours temps pour ces pauvres malades de les mettre à une diète sévère de laitages ou bouillies.

Ce qui n'est pas indifférent pour que les eaux sulfureuses soient bien supportées et qu'elles produisent de l'effet dans l'économie pendant leur administration, c'est de conserver l'estomac dans une liberté complète, de ne pas l'écouter quand on a faim, ou mieux, de surveiller l'appétit, car s'il n'est pas nuisible pour la cure thermale de s'abstenir de certains mets, il serait contraire au bon sens de surcharger matin et soir l'estomac, et exiger de lui que la médication sulfureuse puisse produire des résultats salutaires.

Ce n'est pas de beaucoup manger que viennent les forces; non : c'est de bien digérer. Tout ce qui est vrai pour les eaux purgatives en Allemagne n'est pas applicable pour nos eaux françaises.

L'absorption des principes sulfurés se fait bien mieux encore à cause de cette alimentation plus azotée, et de ce mélange d'aliments en partie animaux et en partie végétaux qui recouvrent nos tables d'hôte.

Les troubles intestinaux, sous l'apparence de fausses indigestions, et que d'une manière intermittente on observe chez les malades, aussi bien que chez les touristes, dépendent moins des bons dîners servis sur les tables d'hôte et moins des mets qu'on voudrait bannir de ces repas, *que de l'eau ordinaire qu'on boit*, soit en mangeant, soit encore dans la journée, à chaque arrêt pendant les excursions dans nos montagnes. On sait aussi la part que l'influence saisonnière des chaleurs et la grande humidité due aux pluies qui tombent pendant plusieurs jours de suite, apportent à ce que dans le pays on appelle la Luchonise. Néanmoins, cette eau lourde des fontaines publiques provenant de la gave de l'One, et celle bien plus froide de la Pique, abondent en sulfate de chaux, magnésie et autres matières végétales, animales et minérales. Tous les sels qu'elles ramassent dans leur cours sur un terrain d'alluvion sont très nuisibles, et c'est par infiltration et transformation qu'elles fournissent tous ces sels indigestes et qui restent dans l'estomac sans favoriser le chyme. Aussi doit-on s'abstenir de boire de l'eau commune, si l'on n'est pas complètement sûr qu'elle soit filtrée.

Jadis, au xviie siècle, sous Henri IV, on mettait en pratique, le ministre Sully le premier, ce dicton populaire :

> Lever à *six*, dîner à *dix*
> Souper à *six*, coucher à *dix*
> Fait vivre l'homme *dix* fois *dix*.

C'est bien aux eaux qu'il serait utile d'adopter la

saine coutume de nos aïeux de ce temps-là. Le soir,
leur promenade faite, ils rentraient chez eux dès que
le signal du *couvre-feu* donné par

> ... la cloche de Sorbonne
> qui toujours à neuf heures sonne,

se faisait entendre. Passé dix heures, nul ne s'aventu-
rait dans les rues.

Durée du traitement. — On ne saurait mettre en
doute que la durée du traitement doit être assu-
jettie aux éventualités et exigences individuelles
de chaque maladie. Le nombre de 21 jours, en France,
parce qu'il se trouve d'accord entre les deux époques menstruelles de la femme, n'est pas moins
absolu que celui de 9 jours, chiffré d'avance par les
Espagnols, à cause des neuvaines (espace de 9 jours
employés à une dévotion : *la novena de la Virgen* la
neuvaine de la Vierge). Ainsi, en règle générale, il n'y
a pas une règle uniforme sur la durée du traitement
pour toutes les personnes. Les uns n'atteindront pas
le terme moyen de 21 jours, si la saturation hydro-
thermale arrive avant ; les autres devront dépasser les
21 jours, et aller jusqu'à 25 ou 30, c'est-à-dire jusqu'au
moment critique de la cure, où la maladie, par elle-
même, vous indique que c'est sa limite, et que de re-
constituant et de tonique le remède va changer en
affaiblissant, si l'on ne suspend pas la boisson ou
le bain.

CHAPITRE III

INSTRUCTION SUR LES DIVERS MODES D'ADMINISTRATION DES EAUX DE LUCHON.

Généralités. — La médication hydro-thermale sulfureuse, pour satisfaire à une indication déterminée, dispose en dehors du rôle joué par les divers éléments constitutifs de l'eau minérale les applications si variées et si nombreuses de la balnéologie. Elle est très difficile à diriger, par cela même que, par le maniement des moyens balnéaires si distincts et quelquefois opposés, elle prend une importance égale à la minéralisation. On se tromperait, alors même que le soufre seul semble être indiqué dans une maladie, de croire pouvoir se passer des effets secondaires consécutifs ou de réactions qui peuvent modifier ou changer même les qualités primitives et naturelles de l'eau d'une source minérale, leur en communiquer de nouvelles, et produire des effets *excitants* tout opposés, *tantôt sédatifs, tantôt toniques,* tantôt *sudorifiques, résolutifs, révulsifs,* etc. suivant les diverses pratiques et procédés empruntés à l'hydrothérapie.

L'application de la médication hydro-thermale comprend à Luchon : 1° la *boisson,* répartie en 14 buvettes, qui forment 4 groupes ; 2° les *bains,* que 21 sources, *dites alimentaires,* vont distribuer dans 11 grandes salles où sont groupés les cabinets, formant 120 baignoires et 3 piscines; 3° l'*étuve sèche* ou *bain de vapeur* pour hommes et femmes (2 salles avec une double rangée de gradins;) 4° la *douche*; il y a dans l'établis sement 3 grandes douches de pression ; une dite de Richard; une autre dite douche écossaise et douche jumelle, et une autre douche locale dite d'Etigny; 3 douches ascendantes etc. ; 5° la *pulvérisation*, (eau pulvérisée) comprenant 4 belles petites salles, 2 grandes et 2 autres petites pour des cas particuliers ; 6° le *humage*, 2 nouvelles salles précédées de vestiaires, et deux anciennes, 7° le *gargarisme*, 2 salles annexées à la buvette rustique des eaux du Pré ; 8° *l'inhalation*, dans l'intérieur des galeries souterraines; 9° le *massage*, comme adjuvant pratiqué, soit superficiel, soit profond, local ou général ; 10° les bains émollients également comme adjuvants ; 11° *le petit lait.*

Tous ces moyens, pris chacun à part, c'est-à-dire, suivant son mode d'application *interne ou externe,* conviennent d'une manière distincte, aux personnes atteintes d'une maladie chronique quelconque, de celles que j'ai indiquées au commencement de mes instructions. Néanmoins : 1° si la prudence et le discernement ne procédaient pas à l'indication de la médication, thermale ; 2° si le malade ne profitait pas des circonstances et des conditions qui favorisent son emploi; 3° s'il se rendait enfin l'arbitre de sa propre conduite, il ne retirerait indubitablement aucun bénéfice des Eaux de Luchon. Celles-ci ne feraient rien aux uns, seraient nuisibles aux autres, et confirmeraient ce vieux proverbe cité par Baccius (De Thermis 1571):

Balnea, vina, venus corrumpunt corpora sana,
Corpora sana dabunt balnea, vina, venus.

Des circonstances spéciales à chaque individu et les conditions qui se rattachent à son idiosyncrasie son tempérament et constitution, son âge, son sexe, son genre de vie, le milieu où il se trouve, l'état présent de sa maladie, et enfin le mode d'opérer de la nature peuvent non seulement intervenir, mais modifier et remplacer un effet *bienfaisant* de la cure par un autre tout opposé. Il faut dire aussi que, si la nature a limité à chaque source une sphère d'action, qui lui est propre, c'est-à-dire une action élective, le changement d'air, l'absence d'occupations sérieuses, le séjour dans un site pittoresque, une société agréable qui n'a que les mêmes préoccupations, c'est-à-dire de laisser dans nos eaux toutes sortes de maladies chroniques, ont, je le répéte, une influence d'un augure heureux pour ceux qui sont plus prudents et moins insouciants, de leurs maux.

1° *Comment il faut boire les Eaux.* On s'abonne dans le bureau à gauche en entrant, dans la salle des pas perdus, pour l'usage de la boisson. L'abonnement est pour toute la saison ou pour un nombre limité de jours. Le malade consultera le grand tableau inscrit à l'entrée de l'établissement, que nous reproduisons ici.

Boisson. — On délivre des cartes d'abonnement aux buvettes, pour la boisson et les gargarismes. Le prix maximum est :

Pour 8 jours	4 fr
Pour 15 jours	8 fr
Pour 30 jours . . .	10 fr

BUVETTES

		Noms des sources.	Température au thermomètre degrés centigrades.	Sulfuration.	Par litre.
Premier groupe.	Buvette du Pré.	Pré n° 1.........	51°,20	0.0735	7 cent.
		Pré n° 2.........	41°	0.0589	5 c. 1/2
		Pré n° 3.........	40°	0.0319	3 c.
		Pré n° 4 (refroidi)............	25°	0.0710	7 c.
Deuxième groupe.	Buvette du Promenoir (côté de l'entrée des galeries souterraines).	Ferras ancienne..	28°	0.0049	1 c. 1/2
		Ferras nouvelle..	31°	0.0110	1 c.
		Enchantée	42°	0.0789	6 c. 1/2
Troisième groupe.	Buvette du Promenoir (côté de l'Humoye).	Blanche.........	39°	0.0220	2 c.
		Grotte supérieure.	55°	0.0443	4 c. 1/2
		Reine............	49°	0.0540	5 c. 1/2
Quatrième groupe.	Buvette dans l'intérieur de l'établissement (2e galerie à gauche).	Romains.........	47°	0.0515	5 c.
		Ferras infér.(n° 1)	34°	0.0528	5 c.
		Ferras infér. (n° 2)	39°	0.0392	4 c.

3

Celui qui aura pris l'un des trois modes d'abonnement, pourra en outre faire prendre aux buvettes au prix de 0 fr 25 centimes, l'eau en litre.

L'eau sulfureuse des différentes sources composant les quatres buvettes doit être bue: 1° le matin à jeun, entre six ou sept heures, avant ou après le bain; 2° le soir une ou deux heures avant le repas; 3° pendant le bain, pour les personnes très nerveuses qui ne peuvent digérer l'eau que de cette manière et auxquelles je conseille de la boire sans aucun mélange, car l'estomac, excité par une chaleur plus sensible, les digère plus facilement. La dose doit nécessairement varier par rapport à chaque cas. Pour inaugurer le traitement d'une manière qui permette au malade d'espérer beaucoup, il faut plutôt boire moins, et dans aucun cas ne pas dépasser la dose que le médecin a recommandée.

Il faut par gradation, pour ainsi dire, mathématique, boire chaque jour (30, 60, 120, 180 grammes) ou le verre entier (240 grammes), surveillant en quelque sorte ses effets immédiats, ne pas s'endormir, et chercher bien à découvrir la parenté, si je puis m'exprimer ainsi, qui peut se présenter entre la médication et la maladie. Parfois il est nécessaire, à cause de la température élevée de l'atmosphère (fin juillet ou commencement d'août), de diminuer la dose indiquée la veille, l'estomac résistant alors à l'ingurgitation. Au contraire, par une température fraîche, comme il n'arrive que trop souvent à Luchon (comme partout où il y a des montagnes), je conseille de doubler même les doses, l'estomac tolérant bien mieux la boisson. C'est un fait notoire que la diffférence de la température trop chaude ou trop froide change et modifie les fluides et les solides du corps humain. Il est incontestable que l'usage abusif que certains malades, par caprice et sans l'avis de leur médecin, font de leur boisson (4 verres) affaiblit et rend plus susceptible la sensibilité de l'estomac. De là des troubles et des accidents consécutifs très nombreux (anorexie, ébriété, rapports acides et nidoreux, constipation, diarrhée, congestion des organes respiratoires, et sur l'appareil des organes génito-urinaires une exagération des états pathologiques au point que souvent le médecin est obligé de suspendre le traitement). On doit donc se méfier de ces libations abusives, même conseillées par des médecins, car les eaux agissant d'une manière si distincte, 1º par leur mode d'administration (en doses fractionnées ou en doses plus élevées; 2º par le soufre; 3º par l'ensemble propre à leur constitution (calorique, électricité, principes fixes et volatils), stimulent les fonctions gastro-intestinales, épuisent à la longue l'estomac et provoquent des pertes sudoratives internes qui sont loin de rétablir les fonctions de la peau.

Le malade pense que, dès qu'il a pris une certaine quantité d'eau, il doit recouvrer la santé, ignorant que l'eau, comme toute médication, ne peut qu'aider la nature dans le travail de coction, et qu'il lui faut un temps plus ou moins long pour équilibrer ce travail, et habituer insensiblement l'estomac à ne supporter que ce qu'il peut digérer.

Verre type. — On débite, dans les buvettes, chez

les pharmaciens, et un peu partout à Luchon, des verres de toutes dimensions, les uns trop ornés, les autres d'un *goût parfait*. Le choix est toujours fait d'après *l'impression* et le *prix même* que le malade veut mettre. Il faut déplorer cet usage, et bien que, jusqu'à ce jour, on ne se soit pas donné la peine d'établir à Luchon un *verre-type* par sa graduation ; je suis arrivé, dans ma clientèle, à un modèle qui me permet de diviser par fractions, depuis 30 jusqu'à 240 grammes, la mesure que le malade doit consommer à la fois. Ce verre, on peut le demander dans toutes les buvettes, et chez M. Larrieu, pharmacien très distingué de Luchon.

La capacité d'eau contenue dans ce verre est de 250 grammes, mais comme le verre déborderait sans aucun doute par le moindre petit mouvement, il en résulte qu'on ne saurait au juste la mesure en fraction qui a été perdue. C'est par cette raison qu'il porte le chiffre maximum de 240 grammes.

Insistons sur ce point une fois encore : ce n'est pas en raison de la grande consommation d'eau ingérée que le malade doit attendre la guérison de ses maux, mais en se basant, bien entendu, sur les aptitudes digestives de son estomac d'abord, et ensuite sur la marche et la durée de son traitement, et sur une graduation rigoureuse et journalière des grammes d'eau que son médecin lui aura prescrits. D'après ce qu'on vient de lire, et bien que mes confrères de Luchon ne prescrivent que par quarts de verre (60 grammes le quart), demi-verre (120 grammes), trois quarts de verre (180 grammes), — en supposant que la capacité du verre soit de 240 grammes, — il serait à souhaiter que mon verre fût tôt ou tard accepté, sans distinction de personnes ni de partis.

Il faut que l'eau sulfureuse bue passe dans le torrent circulatoire par gradation, c'est-à-dire en modifiant peu à peu les affinités chimiques des molécules, et s'éliminant non pas immédiatement, mais après le travail modificateur de la constitution.

Où il faut boire. — L'eau doit être bue de préférence à la buvette même. Néanmoins, si le malade était obligé de garder le lit, ou bien encore si le mauvais temps l'empêchait de sortir, il pourrait la faire demander. Dans ce cas, la personne chargée de la lui apporter se munira d'un verre et d'une assiette. Le verre plein et couvert par l'assiette, on la retournera sous celui-ci, et, de cette façon, on pourra facilement le porter sans perte de son volume d'eau, sans une grande perte de son calorique ni de son électricité, et sans que le contact de l'air ait altéré la nature de la médication. Le malade ne boira que la fraction d'eau qu'on lui aura indiquée, et pourra prendre pardessus une pastille de Vichy à la menthe qui lui enlèvera le goût un peu plus fort que prendrait l'eau par suite du temps écoulé depuis sa sortie du robinet.

Comment il faut boire. — Il est absolument indispensable de ne pas boire coup sur coup deux verres d'eau d'une capacité de 240 gr. chaque. Pour une dose si forte, le suc gastrique sécrété ne suffit plus

pour digérer l'eau. De plus, l'usage immodéré de
nos eaux rapproche très souvent le flux menstruel
chez la femme, et chez l'homme produit les hémor-
rhoïdes. Si le malade ne peut pas prendre la quantité *maximum* prescrite (je ne conseille jamais plus
d'un verre de 240 grammes), il doit se promener de
vingt à vingt-cinq minutes, et boire l'eau en deux
fois et par plusieurs gorgées. Ce temps est plus que
suffisant pour que le soufre de la première fraction
d'eau minérale se transforme en sulfate, et soit brûlé
par les éléments du sang.

Bien souvent, au commencement d'une cure, je fais
boire au malade, qui m'assure digérer mal, l'eau thermale de *deux sources* différentes. Je donne d'abord la
préférence à la source la moins élevée de température ;
puis, vingt-cinq ou trente minutes après avoir pris
celle-ci, ou bien encore le soir, une heure avant dîner,
je donne l'eau d'une autre source *plus chaude*, et plus
forte en sulfuration que la première. Dans ce cas, et
exceptionnellement, je fais ajouter 30 centigrammes
de bicarbonate de soude par verre d'eau de 240 grammes toutes les fois que l'eau n'est pas aisément supportée. L'eau sulfureuse devient plus alcaline et elle
passe ainsi très bien. L'eau de Vichy, que j'associe à
l'eau thermale la plus élevée en température, la ra-
mène à la température de la source dont on a bu le
matin.

Utilité de la promenade. — Je conseille, après la
boisson, une promenade d'une vingtaine de minutes.
Il n'est pas nuisible de s'asseoir dans cet intervalle

de temps, soit aux quinquonces, soit sur les bancs qu'on trouve partout dans notre parc. Si le temps devenait mauvais, la galerie vitrée du promenoir des buvettes, ou bien encore la salle des Pas-Perdus offrent au malade assez de place pour suivre également cette prescription; l'eau sera de plus facile digestion, et le malade attendra ainsi avec plus de patience le tour de son bain, bain souvent conseillé après la boisson, le cabinet pouvant être occupé avant lui par quelque autre client lent à s'habiller.

Les sirops ne doivent pas être mélangés avec l'eau sulfureuse.. — Une routine aveugle, qui n'a d'autre cause que l'inobservance même de la clinique proprement dite, fait encore conseiller de nos jours aux malades de couper l'eau avec des sirops, du lait, et de mêler des préparations pharmaceutiques à la boisson. Parfois il y a plus de sirop et de drogues dans la capacité du verre que d'eau sulfureuse. On serait tenté de se demander, dit le D' Gourraud, si les malades viennent à Luchon pour boire de l'eau sulfureuse ou du sirop de salsepareille et de fumeterre composé. On sait d'autre part combien est minime la quantité de sulfure de sodium contenue par litre d'eau (3, 5 et 7 centigrammes). Or, je conteste formellement l'opportunité de ces manipulations chimiques et autres dans l'estomac, ce beau laboratoire de la nature. Bien mieux encore, l'intégrité de l'agrégat qui constitue l'eau minérale a besoin, pour qu'elle puisse agir, qu'elle soit donnée à une dose curative et qu'on s'en tienne surtout 1° à l'action élective de l'agrégat qui

constitue l'eau thermale, sulfure de sodium et autres
principes minéralisateurs connus et à connaître ; 2° à
son action dynamique suivant les fractions d'eau bue
par jour ; 3° aux conditions accessoires. Il importe de
faire la part à l'état de dynamisation des eaux de chaque source ; il faut encore ne point oublier la vitalité et
le mode d'action établi entre la force d'agrégation
d'un médicament simple ou composé et des molécules infinitésimales contenues dans un verre d'eau.
Si en outre on s'arrête à estimer que cette masse et ce
volumen énorme d'un médicament pharmaceutique
bornent leur action à l'estomac ou, en d'autres termes,
ne dépassent pas les secondes voies, on s'interdi-
rait de patronner aussi bien les sirops (de fleurs de
pensées sauvages, de gomme, de saponaire, de salsepareille, de Tolu, etc.) que tous ces breuvages qui sont
du domaine de la pratique des médecins qui nous
adressent leurs malades, et nullement du ressort des
médecins au courant de la vertu des eaux, et qui ont
entre leurs mains tout un arsenal de formules dont
dispose aujour d'hui la balnéologie thermale.

On oublie que la nature, simple dans ses opéra-
tions, ne connaît pas les mélanges qui surchargent
l'estomac et qui ne nous expliquent pas si certaines manifestations sont l'effet des remèdes ou de
la maladie elle-même. S'il est matériellement impossible de prédire au juste le rôle qu'affecteraient
les éléments minéralisateurs des eaux assimilées
ou non, altérées ou augmentées dans chaque appareil ; si les conditions physiques d'entremise ou
d'imbibition dont jouissent les tissus sont indépen-

dantes les unes des autres ; si on ne peut guère compter ni saisir seulement dans un seul appareil (l'estomac) leur transformation ; si, une fois admise, l'absorption externe de l'eau minérale est *au-delà du tissu absorbant autre qu'elle n'était en-deçà*, à plus forte raison doit-on repousser les modifications particulières qui peuvent surgir avec des composés pharmaceutiques peu sympathiques ou peu stables et qui sont d'une assimilation incertaine à cause de leur répartition inexacte et d'un dosage impossible. On comprendra que dans une maladie de langueur ou de torpeur, où, par suite de l'état chronique, l'appauvrissement du sang se fait sentir et où les tissus sont plus altérés, tous les composés pharmaceutiques, étrangers à la médication thermale par leur combinaison même en sels solubles ou insolubles et peu stables, agissent en tous cas en irritant les premières voies. Leur emploi serait donc inopportun et non sans danger pour chaque individualité morbide, ayant une assimilation vitale distincte et une nature d'humeurs diverses.

On vient de voir que nos eaux en boisson doivent être bues par fractions de verre et sans mélange d'aucune autre médication, même de sirop ou de lait. Elles doivent être prises comme toute autre médication spéciale ; on ne doit point impunément, ni dépasser, ni diminuer les doses sans un avis de l'homme de l'art, ni les prendre à'toute heure, enfin, et je le répète, sans association surtout d'une drogue pharmaceutique. On admettra sans peine, *que la journée ayant 24 heures*, tout praticien éclairé devra faire le choix *d'un autre moment de la journée* pour prescrire toute autre médication adjuvante qu'on croirait nécessaire dans des maladies spéciales, et dans des cas tout exceptionnels pour seconder l'action puissante de nos eaux.

J'aurai fini avec la boisson, quand j'aurai dit que je me trouve très bien de faire boire à mes clients, en quittant le lit le matin, une infusion de *quassia amara* préparée à froid. Rien de plus facile que d'avoir sur la table de nuit un gobelet de quassia amara ou bien un verre avec quelques copeaux de *quassia*, qu'on fait macérer pendant 5 minutes dans un peu d'eau froide. Pour le gobelet, il n'y a qu'à y jeter de l'eau et boire avant de sortir. L'eau de quassia est un excellent topique pour la muqueuse de la bouche. Elle raffermit les gencives, que l'eau sulfureuse atteint parfois au commencement de la cure.

CHAPITRE IV.

DES BAINS.

Instructions sur le mode d'administration des bains. — Après la *boisson*, le *bain* est un autre des moyens qui administré bien à propos, et suivant chaque individualité morbide, produit les meilleurs résultats. Nous n'avons guère à étudier dans ces instructions la somme des actions spéciales des bains (bains *entiers*, *partiels*, *tempérés*, *chauds*, *froids* ou *très froids*). Nous dirons cependant que les eaux de Luchon sont destinées à

agir : 1° sur l'appareil tégumentaire en opérant une ré-
vulsion du centre à la périphérie ; 2° sur la muqueuse
gastro-intestinale en en activant les fonctions, et
sur d'autres appareils de l'économie dont elles excitent
et modifient tour à tour la vitalité. Cette action, pouvant varier suivant la forme, le siège, la période de la
maladie, et sur le même individu d'après certaines
conditions ou aptitudes spéciales, il faudrait au moins
en tenir compte, selon l'effet qu'on veut en obtenir.

Ces conditions, nous allons les résumer ici :

1° L'*âge*, qui donne au praticien les indications
approximatives sur la mesure des forces en réserve de
chaque individualité morbide.

2° Le *sexe*, qui lui indique des circonstances importantes chez la femme (jeune fille ou mariée), par
rapport à la fonction menstruelle.

3° Le tempérament, qui doit lui donner la mesure de
l'énergie des forces. En outre, le tempérament donne
lieu à des contre-indications, selon qu'il est à *type
simple* ou *mixte*.

4° La *constitution*, qu'il ne faut pas confondre avec le
tempérament ; tantôt elle est forte, tantôt elle est faible.
Dans ce dernier cas, sa faiblesse peut être *directe* ou
indirecte. Il importe par cela même que le malade sache
que la faiblesse *directe* d'une constitution tient à un
défaut des *forces en réserve*, dites *radicales*, indépen-
damment d'une lésion locale ; tandis que la faiblesse
indirecte est le résultat d'une maladie le plus souvent
organique, ou qui dérive de la cessation ou de l'altération d'une des fonctions de l'économie.

5° L'*idiosyncrasie* ou aptitude personnelle de chaque

individu à avoir une susceptibilité, qui lui est particulière, une manière à lui propre d'être influencé par les agents capables d'impressionner ses organes d'une façon quelconque.

6° L'état de chaque organe intérieur.

7° L'état de la nature du mal.

8° De la période et forme de la maladie.

9° Des *médications antérieures* dont il a été fait usage avant l'arrivée à Luchon. Nous ajouterons que l'on tombera en général dans l'arbitraire, si on n'a pas souci de l'opportunité des *conditions que* nous venons de noter.

Distribution des sources dans les salles et cabinets de bains. — Généralités. — Pour faciliter aux personnes qui seraient embarrassées sur la distribution et les noms des différentes sources dans leurs cabinets et leur situation dans les salles de l'établissement, nous voulons, comme pour les buvettes, indiquer leurs dispositions respectives. ONZE sources, dites alimentaires, dont DIX sont *sulfureuses thermales* et UNE *sulfurée saline froide*, entretiennent les baignoires et piscines, et concourent également à la combinaison des moyens balnéaires employés pour la cure thermale, On compte DOUZE salles de bains, comprenant un total de 120 baignoires, plus une treizième salle pour les maladies contagieuses. Dans chaque salle il y a des deux côtes des cabinets numérotés avec des baignoires en marbre, pourvues de douches générales et locales qu'on peut facilement varier à volonté par des ajustages et des accessoires divers.

Les salles sont, les unes à voûte élevée, les autres à voûte basse. Il n'est pas indifférent de se baigner indistinctement dans les unes ou dans les autres, même quand le nom de la source (comme il arrive pour les sources de la Reine-Blanche) est affiché dans des salles distinctes. Dans les salles basses, l'acide sulfhydrique, qui se dégage de l'eau de la baignoire, se mêle facilement avec l'air du cabinet, tandis que, dans les salles à voûte élevée, l'air est moins chargé de vapeurs sulfurées et le malade respire plus librement. C'est le médecin chargé de diriger le traitement qui saura vous dire de laquelle des deux salles vous devez profiter.

Petits conseils pratiques. — Avant de commencer la *cure*, tout baigneur aussitôt arrivé à Luchon s'inscrira et prendra son numéro d'ordre dans le bureau qui se trouve à droite en entrant dans la grande salle, dite des Pas-Perdus. Il demandera à l'employé chargé des inscriptions : 1° l'heure qui lui plaira le mieux dans l'une des diverses rondes du matin ou du soir; 2° le nom de la source du bain ; 3° la salle désignée par le médecin qui dirigera sa cure. Si le cabinet est inoccupé, le malade sera satisfait immédiatement. Si au contraire il n'est pas libre, il devra attendre ou profiter d'un autre cabinet vacant dans la même salle pour prendre son bain. Chaque baigneur a droit à une heure et quinze minutes. Le linge est compris dans le prix de la *carte du bain* qu'on prendra dans le bureau à gauche.

L'heure du bain. — Les deux moments les plus favorables pour se rendre au bain et le prendre avec fruit

et avantage sont : 1° le matin, à jeun, de 7 heures
trois quarts à 11 heures du matin ; 2° de 3 heures
à 5 heures trois quarts du soir.

Utilité de la promenade avant le bain. — Le matin,
nous conseillons de se promener trois quarts d'heure
avant d'entrer dans la baignoire. Lorsque le corps est
assoupi et qu'il garde encore la température du lit, et
que chaque organe ne possède qu'un réveil vital relatif,
il est utile de faire de l'exercice. Le froid persistant
que certains malades accusent en entrant dans un bain
du matin ne provient que du sommeil profond des capillaires de certains organes isolés et dont les fonctions
vitales n'ont pas repris toute leur énergie.

En général, je prescris à mes malades de ne prendre
leur bain qu'à partir des rondes de l'établissement, de
7 heures trois quarts, à 9 heures et 10 heures et demie
du matin, et de trois heures trois quarts, 4 heures et
demie, à 5 heures trois quarts du soir. La baignoire,
occupée pendant cinq quarts d'heure par un autre
baigneur dans les rondes antérieures, sera chaude, et
le marbre sera moins susceptible de se refroidir ; il
conservera ainsi à l'eau la température du bain indiquée suivant le genre de maladie.

La température des bains doit être variable. — La
température du bain, le volume d'eau dans la baignoire, enfin la durée du bain doivent être réglés suivant chaque individualité morbide. Nous n'acceptons
pas la température moyenne de 35° conseillée à Luchon,
sans distinction d'âge de sexe. Tout dépendra des

forces relatives, comme nous l'avons déjà indiqué.
C'est au malade à adopter les règles prescrites par son
médecin. Et tel qui, la veille, aurait pris un bain
de 33°, aura peut-être à changer cette température
pour exciter sa vitalité.

Du bain de piscine. — Le bain de piscine doit être
l'objet des mêmes précautions que le bain ordinaire de
baignoire. En raison de la gymnastique, attitudes diverses, causerie, immersions fréquentes, natation,
sorties hors du bassin, promenades autour de celui-ci,
le bain de piscine a des avantges et des inconvénients
à la fois. Il n'est pas indifférent de consulter la constitution, le sexe, l'âge, etc., des personnes, et il faut tenir grand compte du genre de maladie avant de le
prescrire. Nous avons été témoin, il y a deux ans,
d'un sujet épileptique, pris tout à coup d'un accès qui
aurait pu être funeste.

On ne saurait dédaigner l'utilité de la piscine pour
diverses indications précises. L'exercice et la liberté
des mouvements des bains de piscine ne peuvent être
comparés à la quasi immobilité du corps dans une
simple baignoire. La différence de pression que l'organisme subit à chaque immersion est très avantageuse
pour combattre certaines affections qui se rétablissent
plus vite dans ce bain.

Conseils pendant le bain. — On doit se déshabiller
aussitôt arrivé. Ne pas fumer dans le bain. Ne pas se
promener en peignoir autour du bassin, car les goutt-
telettes de l'eau du bain ou de la sudation du corps

quand la durée du bain a été prolongée mouillent votre peignoir, et vous êtes exposé à un refroidissement. Le linge attaché au corps au point de vue du frottement et de la constriction est très dangereux. Le corps humain n'est qu'un thermomètre ordinaire. La chaleur spécifique en est tantôt élevée, tantôt abaissée, suivant l'unité de son poids et suivant la pression barométrique. Le corps prend d'autant plus vite une température opposée au milieu environnant que la dilatation et la contraction de nos tissus ont subi une influence inégale de température, provoquée par des causes extérieures. Le linge et d'autres vêtements nuisent donc à l'effet de la piscine.

Dès que les personnes ont un peu de malaise et que la respiration n'est plus aussi franche, elles doivent quitter la piscine. L'altération du soufre au contact de l'air qui forme une atmosphère chaude, moins oxygénée que celle de l'air extérieur, contenant de l'acide sulfhydrique, fait absorber à nos poumons du soufre dont certaines constitutions, douées d'une idiosyncrasie particulière, ne peuvent supporter l'influence longtemps sans tousser et avoir des malaises insupportables.

On doit s'habiller promptement, sortir au plus vite de la salle et se promener dehors sans s'arrêter à causer dans les passages et couloirs.

Bains émollients. — Les bains émollients, dont nous avons déjà un peu parlé au moment où nous nous sommes occupés des bains en général, remplissent à Luchon un but précis dans la médication hydro-thermale.

Les règles que nous avons données pour les autres
bains de l'établissement sont les mêmes pour les bains
émollients. Nous ne saurions trop insister pour que les
précautions à prendre avant, pendant et après le bain
soient ponctuellement exécutées.

Bains de vapeur. — L'étuve, ou bain de vapeur, né-
cessite des précautions, que tout malade doit avoir bien
présentes à l'esprit ;

1° Un surcroît de vêtements chauds (paletot, man-
teau, chemise et caleçon de flanelle) ; 2° se déshabiller et se réhabiller promptement ; 3° se munir de
sandales de bois pour les pieds ; 4° s'asseoir dans le
gradin le plus bas ou dans une chaise, les deux premières fois ; 5° et à partir de la troisième et quatrième
fois monter au gradin supérieur, car la chaleur devient plus intense à mesure qu'on monte d'un
gradin.

On ne saurait trop recommander au malade de se
déshabiller vite, et d'entrer immédiatement dans l'enceinte de l'étuve. Il ne devra porter aucun vêtement,
car celui-ci gênerait l'action de la chaleur, et la transpiration serait plus tardive à venir ; un journal à la
main, qui entretient l'imagination et vous préserve
au besoin de rien montrer à votre voisin, dans le cas
où vous ne seriez pas seul sera suffisant.

Dès que le malade sentira son pouls battre avec plus
de force, sa respiration gênée, son cœur oppressé,
la sueur par trop fatigante, il devra quitter l'étuve et
se revêtir avec promptitude, car il ne faut pas entra-
ver la transpiration par un refroidissement.

4

Il est important après le bain de vapeur de rentrer au plus vite chez soi, sans s'arrêter en route à causer, et chercher le repos dans son lit. Celui-ci doit être bassiné afin de maintenir le plus longtemps possible la chaleur au corps.

Nous redoutons plus pour la réaction l'immobilité où le malade est dans une chaise à porteur, quand il se fait ainsi conduire dans la crainte d'un refroidissement, que la marche en plein air, et par tous les temps. Le Dr Jobert, homme très pratique, et qui s'occupe depuis longtemps des bains de vapeur, affirme qu'on supporte beaucoup mieux le froid, l'humidité et les brouillards, par la grande énergie que l'usage de ces bains communique à tous les organes, surtout à la peau, par cela même que celle-ci est moins sensible aux impressions extérieures.

CHAPITRE V.

DES DOUCHES.

Observations générales. — A côté des *bains*, vient se placer la *douche*, cet autre moyen balnéaire, très souvent employé à Luchon, soit *concurremment* avec les *bains*, soit *séparément*. Le résultat est bien distinct suivant leurs modes divers d'application, selon qu'elles sont *générales*, fixes ou mobiles, ou simplement *locales*, et aussi suivant leur degré différent de *tempéra-*

ture : 1° chaudes (de 40 et 45°) ; 2° tempérées (à 26°) ; froides (16° de température de la source saline froide de Luchon) ; 3° écossaises et jumelles, c'est-à-dire avec les deux jets mobiles à une température variée, chaude ou tempérée, alternant avec la source saline froide qu'on associe avec l'eau de la montagne. En dehors de leur thermalité, de leur direction (perpendiculaire, latérale ou horizontale), de la force de projection (force moyenne ou faible), du volume et de la forme (piston, pomme d'arrosoir), de la distance et de la durée, il y a également à considérer dans les douches administrées à Luchon, la nature du liquide thermal (sulfure de sodium), son effet topique, enfin l'absorption par la muqueuse pulmonaire de tous les éléments minéralisateurs présents dans les sources qui président au fonctionnement de nos douches.

Nous manquons dans l'établissement de quelques appareils, tels que la pomme d'arrosoir ovale, à jets parallèles et à jets aplatis ou à lame, et de pistons à jet divisé ou à lame de diamètres différents de rechange. Espérons que dans l'intérêt humanitaire et scientifique, nos trois honorés inspecteurs voudront bien se mettre d'accord et veiller à ce que la nouvelle administration, qui ne demande pas mieux que de complaire au public, se prête à une organisation prompte des appareils les plus nécessaires, sans attendre l'établissement hydrothérapique, promis vainement depuis si longtemps.

Instructions sur le mode d'application. — Voici nos instructions les plus nécessaires pour les applications si opposées et sur les actions si distinctes des douches qui peuvent être stimulantes, dérivatives, résolutives, perturbatrices, d'après le caractère et la forme de chaque individualité morbide.

Nous dirons avant tout que la douche étant une arme à double tranchant, ne saurait convenir indistinctement, ni à tous les tempéraments, ni à toutes les constitutions. Elles ne peuvent être recommandées impunément dans la plupart des maladies chroniques. L'âge, le sexe, l'idiosyncrasie, etc., et d'autres sources d'indications, comme la lésion de tel ou tel organe ou la prédisposition morbide, etc., ne doivent pas être négligées. Non seulement le malade, mais encore bien des praticiens, à Luchon, ne considèrent les douches que comme *un auxiliaire* des bains. C'est une grande erreur; la douche joue souvent, dans la médication, un rôle prépondérant :

1° Par son action *mécanique*, en soustrayant du calorique à l'économie.

2° Par son action *dynamique* en diminuant l'irritation et la sensibilité.

3° Par son action *chimique*, elle satisfait non-seulement à des états morbides, diathésiques, particuliers, individuels même, mais elle relève vigoureusement l'état de faiblesse et d'anéantissement des maladies chroniques, des constitutions lymphatiques ou scrofuleuses, des anémies, asthénies et cachexies, etc.

Administration des douches à Luchon. — Nous avons dit dans le premier paragraphe qu'on avait l'habitude à Luchon de prendre la douche, ou bien seule, ou bien concurremment avec le bain. Et, en effet, c'est dans la baignoire, après le bain, dans le *dernier quart d'heure*, qu'on conseille, à Luchon, l'administration des douches locales ou générales. C'est encore après le bain de baignoire, de piscine, ou de vapeur (étuve), qu'on fait quitter au malade son cabinet-vestiaire, simplement couvert d'un peignoir, chaussé à peine d'une paire de sandales, pour la plupart du temps trempées, laissant même voir la nudité des pieds, des jambes, etc., sans rien à la tête, pour le conduire sous ce costume, par trop primitif, aux salles de douches.

Pour y arriver, le malade doit franchir d'autres salles et se donner en spectacle aux personnes qui circulent ou qui attendent leur tour aux heures du bain. Souvent on y voit deux ou trois baigneurs qui, ensemble, descendent par le grand escalier en face de la salle des Pas-Perdus, venant du bain de vapeur (étuve). Souvent encore ces mêmes baigneurs sont arrêtés dans le couloir attenant à la salle de douches, ou dans leur vestiaire, attendant que l'enceinte de la douche soit libre, pour y entrer, eux, à leur tour.

Ménagements nécessaires. — La douche, on ne l'oublie que trop à Luchon, exige d'autres ménagements, d'autres précautions et des instructions qui sont de tous les instants. La prescrire comme une simple formule, seulement dans le cabinet de consultation, et sans tenir compte de l'inexactitude ou de l'impéritie du garçon doucheur, ce n'est pas comprendre la difficulté pratique touchant l'usage de la douche.

Bien mieux, elle demande une direction médicale qui, elle-même, puisse détourner les accidents dont il importe de garantir le malade. Le praticien qui s'oublierait au point de ne pas s'imposer le soin d'interroger chaque jour son client, sur l'application de la douche, sur la manière dont s'est opérée la réaction, sur l'état des forces et sur la susceptibilité et l'impressionnabilité de son sujet, finalement sur les autres exigences qui peuvent demander son intervention, use, à notre avis, d'un procédé peu humanitaire. Il oublie, ce qui pis est, son titre et de savant et d'honnête homme. Il doit être édifié sur la forme et sur le siège de la maladie, et surtout des causes premières de toute inflammation ou engorgement, s'il en existe. Nous insistons, et chaque médecin vraiment instruit le comprendra sans peine, c'est plus particulièrement dans la salle de la douche ou dans le cabinet vestiaire que l'homme de l'art pourra pour ainsi dire tâter son malade et acquérir des données fixes, certaines, souvent en opposition à ce qu'il avait décidé dans son cabinet de consultation.

Comment doit-on prendre la douche? — Le malade doit-il lui-même s'administrer une douche, même locale? Doit-on prendre la douche avant le bain? Doit-on la prendre après le bain? Doit-on continuer à Luchon cette routine de promener le malade de salle en salle pour lui administrer une grande douche? Doit-on préparer son malade avant de lui conseiller la douche? Nous allons répondre à chacune de ces questions, bien que depuis dix ans, sauf quelques modifications, nous les ayons résolues d'une manière en rapport avec les progrès de l'hydrologie.

La douche *générale* ou *locale mobile* qu'on prend dans les baignoires, dans le dernier quart d'heure du bain, est généralement très mal supportée. Que la douche soit donnée à la température même du bain, qu'elle le soit avec quelques degrés plus élevés, ou bien que le degré de température soit abaissé par la source froide, avec la pomme d'arrosoir ou avec le jet (piston); cette douche de cinq, dix ou quinze minutes nuit à la réaction du bain, expose le malade à un refroidissement certain; enfin peut amener des complications qu'il est facile d'éviter.

Très souvent encore, on conseille au malade de s'administrer par lui-même la douche pendant qu'il est dans sa baignoire. A notre avis, c'est un non-sens pratique qu'on devrait mettre de côté. Tout malade inexpérimenté sur le maniement d'une douche sera placé dans cette double alternative; ou bien il dépassera le but désiré, ou bien encore, dans la crainte de trop se doucher ou de se faire mal, s'il a quelque point affecté, il passera toujours à côté sans éprouver un grand bénéfice de l'emploi de sa douche. Nous insistons pour que ce soit le garçon-doucheur qui donne la douche locale; de préférence, avant le bain, comme résolutive; la baignoire sera vide, pour que l'appareil distributif puisse être dirigé dans toutes les directions, sans congestionner le point essentiel, bien que réveillant plus ou moins l'activité musculaire.

Pression des douches. — On a exagéré l'importance

de la pression des douches dans les stations rivales de Luchon. Dans notre établissement thermal, la pression des douches peut varier sous l'action directe des réservoirs et elle est de 3 m. 20 c. à 4 m. 70. Cette pression est plus que suffisante pour déterminer une percussion convenable. Elle ne produit point ces manifestations et ces accidents très graves qu'on constate ailleurs. Nous en dirons autant des conditions de température et de durée de la douche. C'est surtout en raison de la circulation centrale du mouvement vital, de la sensibilité plus ou moins vive du sujet, que la réaction s'exécute, que l'effet de la douche peut être changé en révulsive, reconstitutive ou résolutive.

Le baigneur a grandement tort de croire que la puissance de la douche dépend de l'élévation des réservoirs et de la force de projection du liquide thermal. La douche agit par elle—même, par sa température et ses éléments minéraux. Cela est si vrai que la douche telle qu'elle existe à Luchon peut parfois être trop énergique e provoquer des congestions cérébrales lorsqu'il n'en existe pas, ou aggraver celles qui existent déjà.

Nous avons eu à soigner des phlegmasies et des contusions même, produites par une douche donnée avec le piston mal dirigé. Nous citerons le cas d'un client de mon ami le D^r ***, pour qui nous fûmes demandé en toute hâte à la salle n° 9 et dont la réaction avait avorté. Le sang s'était porté du côté des organes de la poitrine, la respiration était gênée, le sujet ne pouvait remuer le bras droit, les lèvres étaient violacées. Pendant une heure, le malade resta dans un état de malaise et d'oppression extrêmement pénible. Le lendemain le même client prit une douche sous notre direction, sans qu'il se manifestât aucun des accidents de la veille. Nous plaçâmes seulement le malade à une plus grande distance et nous procédâmes d'une manière différente dans l'application de la douche.

Conditions de la douche. — Les conditions pour diriger soi-même, en l'absence de son médecin, l'application précise de la douche de la part du garçon-doucheur, ou fille-doucheuse, les unes sont préliminaires, les autres sont consécutives à la douche.

Les conditions préliminaires sont : 1° aérage de la salle ; 2° température en rapport avec le corps de la salle ; 3° disposition des appareils (ajutage, calibre, lumière) ; 4° forme et dimension des appareils (piston, pomme d'arrosoir) ; 5° température de l'eau ou mélanges ; 6° la distance qu'on doit garder vis-à-vis du doucheur ; 7° la position qu'on doit prendre (assise ou debout) ; 8° soutenir le corps ou le bras à un banc ; 9° l'exercice pendant la douche ; 10° la durée de la douche ; 11° avoir à la main une petite éponge imbibée d'eau froide.

Les soins consécutifs sont : 1° linge sec (chaud ou froid), essuyage, frictions, massage, qui doivent se faire promptement.

Nous le répétons, avant de franchir l'enceinte de la douche, le malade devra formuler au garçon-doucheur la manœuvre d'application. C'est encore à lui à s'informer si la salle a été débarrassée de la vapeur aqueuse chargée d'une quantité donnée d'acide sulfhydrique, par rapport au volume d'eau sulfureuse dépensé sur la personne qui l'a précédé. Souvent cette personne est restée sous l'influence de la douche vingt minutes, ou pour le moins un quart d'heure.

Or, l'air de cette salle, qui n'a pas été renouvelé pendant ces quinze minutes, est vicié et par l'acide sulfhydrique et par la respiration du garçon-doucheur et de son client. La température de la salle est en général de 26 à 28°, mais elle s'élève progressivement par la thermalité des sources sulfureuses; il faut donc pour chaque personne ventiler à nouveau la salle. Si le malade, pressé par les circonstances, et ne tenant pas compte de cette vapeur, venait à entrer dans la douche, il absorberait une partie de cet air déjà vicié, en plus de la nouvelle vapeur déterminée par sa propre douche. Pour dégager cette vapeur, le malade ne doit pas hésiter. Il commandera au garçon-doucheur d'ouvrir la porte contiguë au couloir, d'ouvrir même le cabinet-vestiaire opposé au sien s'il n'est pas occupé ; enfin d'ouvrir les robinets de la source froide, et les promener dans toutes les directions pour abaisser la température de la salle et faire tomber la vapeur. On commencera par se déshabiller en entier ; le malade doit être à nu, par la simple raison que le linge sur une partie quelconque de la surface du corps interrompt le choc et s'oppose à la répercussion de la douche. Le linge est un corps intermédiaire, qui nuit à l'action directe du jet ou pomme d'arrosoir, et qui diminue et modifie la sensation de la température (chaude ou froide). En un mot, le linge change la portée de la douche. Des dames ont souvent insisté pour qu'on leur permît l'usage *d'un petit caleçon*, en prenant la douche. Nous leur rappellerons ce que nous avons entendu dire maintes fois à notre excellent maître, M. Louis Fleury. « *Ce traître vêtement va directement contre le but que les dames se proposent d'atteindre.* »

Le malade utilisera le temps qu'il aura à attendre, dans le cabinet du vestiaire contigu à l'enceinte de la douche, pendant que celle-ci est encore occupée, à frictionner son corps, simplement avec la main nue, s'il n'a pas à sa portée une flanelle, une brosse ou un linge quelconque. Il fera aussi quelques mouvements des bras et des jambes, pour rendre plus souples les muscles et les articulations, et appeler sur chaque partie une augmentation de chaleur et aussi de vitalité qui rétablira facilement la circulation capillaire des tissus.

Avant de quitter le cabinet du vestiaire, le malade se chaussera avec des sandales qui devront être sèches. Il portera pour coiffure un bonnet en taffetas gommé, en ayant soin de découvrir ses oreilles. Le malade aura à la main une petite éponge, ou simplement un mouchoir propre et imbibé d'eau froide, pour le porter de temps en temps à ses lèvres ou à la figure. Il quittera les sandales sur le bord du bassin, mais seulement quand il aura bien inspecté tout ce qui doit l'intéresser pour que la douche lui soit administrée dans les meilleures conditions.

Le cahier des charges de l'établissement ordonne qu'il faut que sur le parcours du malade il y ait un linge quelconque étendu ; le malade est en droit de l'exiger, il le doit.

C'est à lui également à surveiller la graduation de la douche. Le thermomètre en main, l'eau thermale ne doit pas en dépasser le degré qui a été recommandé par le médecin, ni s'abaisser à un degré inférieur.

C'est encore au malade à constater de quel appareil (pomme d'arrosoir ou piston) on veut se servir; considérer s'il est faible ou fort. Si contre son attente, l'appareil n'est pas celui qu'on lui a recommandé, le malade devra le faire changer, car le sens d'action de la douche dépend en même temps de la distribution bien regulière avec tel ou tel ajutage d'épaisseur et de forme distincte et des principes minéralisateurs des eaux.

Si le malade doit se placer sous la grande pomme d'arrosoir, ou douche verticale descendante, il commencera par gravir le banc et bien s'assurer que l'appareil est solidement ajusté au grand tuyau.

Nous dirons de la douche générale, prise dans l'enceinte des grandes douches, que toutes les fois qu'on aura conseillé au malade de la prendre en quittant le bain de la baignoire, de la piscine, ou le bain de vapeur, par conséquent, *cinq, dix* ou *quinze* minutes après, au lieu de déterminer un mode de vitalité propre, elle produit un effet contraire. Outre que le malade ne sera pas à l'abri des refroidissements, dans cette course au clocher des salles de bains aux salles de douches, la sensation bienfaisante de la chaleur du bain, *chaleur* qui amène souvent une légère et douce transpiration, s'arrêtera et aura été remplacée par une *frigidité* impuissante en général à activer de nouveau la circulation des vaisseaux capillaires. Toutefois, et dans des conditions autres pour l'établissement, nous comprendrions à la rigueur que la douche générale, concurremment avec le bain, fût donnée avant ce dernier pour modérer en quelque sorte l'excitation cutanée causée par l'immersion du corps dans une grande masse d'eau.

On sait que souvent on dépasse le but désiré en douchant sur une partie plus que sur une autre ; d'autres fois on déplace sur une partie voisine le mal, et c'est encore une raison majeure pour que cette manière d'employer la douche avant le bain soit préférée.

Préparation à la douche. — Nous aimons avant de prescrire les douches à préparer notre malade, par des bains émollients, et par le massage même ; parfois, c'est au moment même d'entrer dans l'enceinte de la douche que nous le soumettons à des frictions sèches avec une simple flanelle ou une brosse très douce que le doucheur promène en tous sens pour dilater les pores et disposer préalablement les parties à être moins impressionnables à la percusion ou à l'excitation qu'elle provoque.

La douche peut être prise le matin avant le petit déjeuner ou dans l'intervalle entre ce dernier et le déjeuner de 10 heures 1/2, ou bien le soir de 4 à 6 heures.

Douche et bain le même jour. — Quand nous faisons prendre une *douche* et un *bain* dans la même journée, nous conseillons de faire usage *séparément* de l'un et de l'autre à des heures éloignées, l'estomac vide, et le malade bien reposé.

Observations sur l'emploi des douches. — Nous désirons dire, en passant, que, pendant des années, nous avons fait dans notre pratique thermale des erreurs de routine, que nous avons dû corriger, et qui très malheureusement sont encore enracinées à Luchon.

Nous avons reconnu qu'il faut user des douches avec un ménagement extrême et apporter dans leur emploi le plus grand discernement. Il faut avoir égard aux constitutions, aux tempéraments, à l'âge, au sexe, à certaines prédispositions morbides.

Certains individus ne peuvent pas seulement supporter les impressions extérieures ; d'autres, que la différence de pression atmosphérique de certains jours incommode beaucoup. Il y en a chez qui le changement seul de la saison s'oppose à la moindre percussion d'un jet d'eau tempérée ou froide sur une partie quelconque du corps, et qui supporteraient très bien un bain de 30 ou 40 minutes. Les changements et la force du vent, les journées pluvieuses ou froides ; la sécheresse même, exercent une grande influence sur un grand nombre. Avec cette catégorie de personnes nous employons avantageusement les bains émollients, le massage, etc. Maintes fois nous sommes arrivés à corriger leur impressionnalité individuelle et à faire cesser chez eux cette perturbation idiosyncrasique.

Conseils pendant la douche. — Le malade *debout* sur la planchette et tenant la corde de la main gauche, présentera son dos au garçon doucheur. Celui-ci, pour bien accomplir sa manœuvre, devra procéder de la manière suivante : — 1er temps. Les deux jets, (piston ou pomme d'arrosoir) devront jouer sur les extrémités inférieures (les pieds d'abord) ; puis, en fouettant doucement arriver aux mollets, cuisses, lombes et le dos. Une fois la partie postérieure du tronc, jusqu'à l'angle inférieur de l'omoplate douchée, le malade devra se tourner de côté, sans se présenter de face au garçon doucheur ; — 2ᵉ temps. Ce dernier devra maintenir son jet de la source froide sur la partie supérieure du côté mis à découvert par le malade, qui élèvera le bras sur la tête ; puis le jet de la source thermale devra être promené de bas en haut en fouettant méthodiquement en remontant au-dessous des mamelons. — 3ᵉ temps. Le côté droit, nous le supposons douché, le malade présentera le côté opposé (le gauche) sans oublier, que ni la poitrine ni l'abdomen ne devront être présentés au doucheur que de trois quarts. Nous attachons une importance très grande à respecter la partie du tronc où logent les poumons, de même que le bas-ventre, car le maniement de la douche mobile dirigée imprudemment par le garçon-doucheur sur ces divers points, peut déterminer un épanchement du sang dans l'intérieur, provoquer d'autres accidents et contrarier pour le moins les bons effets de la douche. — 4ᵉ temps. Le malade douché rentrera dans la douche descendante verticale (parapluie ou grande pomme d'arrosoir). Tout le temps que le malade restera sous cette douche, le garçon-doucheur devra lancer les deux jets (un peu plus chauds alors, sur ses extrémités inférieures de manière à préparer la personne douchée à sortir de l'enceinte. Chaque temps, c'est-à-dire dans chaque côté douché, le garçon-doucheur doit mettre une durée fixe toujours la même, afin que les réactions suscitées soient mathématiquement égales. Elles doivent se propager par réflexion, des parties saines aux parties malades sans qu'on dépasse le but, et sans ébranlement et réveiller par la percussion la vitalité de tout l'organisme.

Avant que le doucheur fasse fonctionner l'appareil (piston ou pomme *d'arrosoir*), le malade fera un peu de gymnastique sur la tablette, quelques mouvements musculaires des bras et des jambes ; se frottera par toute la surface du corps dans le double but de seconder et de stimuler l'action vitale de la douche. Le malade indiquera au garçon baigneur la durée de la douche. Il surveillera la clef du robinet, afin que la température soit la même pendant toute la durée de la douche ; enfin il insistera pour bien faire connaître sa manœuvre au garçon, et qui devra commencer par la partie la plus éloignée du mal et augmenter peu à peu la colonne liquide.

Sur la durée de la douche, nous dirons encore que le malade devra la prolonger tous les trois jours au fur et à mesure qu'il s'y habituera, mais avec modération.

Même lorsque la douche n'est que *locale*, comme dans la *sciatique* et le *lumbago* et qu'elle doit être administrée sur les lombes, nous faisons toujours commencer par les membres inférieurs (les pieds). Nous procurons ainsi à l'endroit malade une dérivation ; puis, en ne frappant pas directement sur lui, nous rétablissons insensiblement chacun des organes et des fonctions. En continuant le jet jusqu'au point douloureux, fouettant toujours légèrement, nous stimulons également les nerfs vaso-moteurs.

Nous faisons commencer et terminer la douche gé-

nérale, chaude ou froide, par un jet à température
peu élevée, de 20° à 22°, sur les pieds et sur les jambes. L'action dérivative sur les membres inférieurs
fait supporter sans une grande secousse (trop chaude
ou trop froide) le stimulus de la douche dans les organes centraux et assure son effet sédatif sur le sys-
tème nerveux. Trop chaude, la douche aux extrémités
donnerait lieu à des accidents.

A moins d'indication précise, nous ménageons toute
la partie doulouseuse et, nous le répétons, nous recommandons à nos malades de demander au doucheur
de commencer la douche thermale en frappant d'abord
aux pieds, de respecter toujours la partie la plus af-
fectée, afin de pouvoir mieux agir par une action ré-
flexe.

Il n'y a aucun danger à prendre une douche le corps
encore en sueur, à la suite du retour d'une course dans
la montagne. Seulement la personne devra se déshabi-
biller promptement et ne pas exposer son corps à l'air
froid. L'habitude d'attendre, un peignoir sur le dos,
que la sueur du corps ait cédé, expose la personne à
ce que la température de son corps s'abaisse et éprouve
de l'air extérieur un refroidissement subit.

Conseils après la douche. — Boire un demi-verre
d'eau froide après la douche, outre qu'il diminue l'excès de chaleur provoquée par la réaction, outre qu'il
évite ou fait cesser toute syncope, étouffements occa-
sionnés par les vapeurs aqueuses de l'atmosphère de
la salle, empêche la *stase* du sang dans les vaisseaux.
De plus, cela modère la surexcitation nerveuse et, à
titre d'adjuvant, produit d'excellents résultats.

W.   5

Après la douche, il n'est pas douteux que, se coucher immédiatement, ferait cesser l'excès de percussion ou d'ébranlement qu'elle aurait déterminé. Malheureusement, dans l'établissement, il n'y a pas de lits de repos, et rentrer à l'hôtel pour s'y coucher, sans pouvoir être garanti de l'impression du froid ou de l'humidité serait une grande imprudence que je conseillerai de ne pas commettre. On conçoit l'avantage pour le malade de marcher plutôt; de faire une promenade de 10 ou 15 minutes, soit au grand air, soit s'il fait humide, dans l'intérieur même de l'établissement. Rien n'est plus préjudiciable que ces sueurs forcées et ces surcharges de couvertures qu'on a conseillé de tout temps, et qu'on conseille encore.

Douches ascendantes. — Les cabinets de douches ascendantes pour le rectum, le périnée, le vagin, l'utérus sont, à Luchon comme ailleurs, installés de manière à ce que le jet du liquide soit varié à l'aide d'ajustages de formes diverses. Mais nous croyons peu convenable de laisser à la discrétion des garçons doucheurs ou des filles doucheuses l'administration des douches à ces organes délicats.

Nous aimons mieux conseiller à nos malades de se doucher eux-mêmes. Ils recevront de leur médecin, dans son cabinet, les instructions précises qui leur sont nécessaires en pareils cas. Ils pourront alors s'administrer à eux-mêmes la douche ascendante avec les précautions indiquées, et ils en tireront un grand avantage.

En outre de ces instructions sur les douches, il y en a évidemment d'autres qu'il serait hors de propos de rapporter ici. Elles découlent, pour la plupart, des changements et des modifications que les douches déterminent chez le malade pendant leur emploi. Nous avons résumé les plus importantes, de même que nous l'avons déjà fait pour la manière distincte d'user des autres moyens balnéaires pratiqués à Luchon. Nous ne craignons pas d'ajouter, qu'appuyé sur des faits, nous n'avons pas besoin de donner d'autres développements à nos instructions.

Nous donnons ci-après le tableau des salles de bains et de douches et nous y joignons pour l'instruction de nos lecteurs le tableau des diverses rondes du matin et du soir.

Galerie des Douches Nord
(Côté droit de la salle des Pas-Perdus).

Salle n° 12.   Sources.   { Richard ancienne.
                Bains.   { Richard nouvelle.

Salle n° 14, réservée pour   { Reine.
bains (maladies contagieuses) { Grotte.
                              { Richard.
                              { Blanche.

Douche n° 6. | Grande Douche.

Douches n°s 7 et 8. | Grandes Douches.

Douche n° 9. | Grande Douche.

Galerie des Douches Sud
(Côté gauche de la salle des Pas-Perdus).

Douche n° 1. | Grande Douche.

Douche n° 2.   { Grande Douche.
                 { Douche Écossaise.

Douche n° 4. | Grande Douche.

Douche n° 5.   { Grande Douche.
                 { Douche Écossaise.

Dans les galeries des bains du Sud se trouvent la piscine des Hommes et la piscine des
Dames.

Galerie des Bains du Nord			Galerie des Bains du Sud		
(Côté droit de la salle des Pas-Perdus).			(Côté gauche de la salle des Pas-Perdus).		
Salle nº 6.	Sources	{ Reine. Blanche.	Salle nº 1.	Sources	{ Borden. Bosquet.
Salle nº 7.	Sources	{ Reine. Blanche.	Salle nº 2.	Sources	{ Borden. Bosquet. Ferras. D'Étigny.
Salle nº 8.	Sources	{ Reine. Blanche. Richard ancienne. Richard nouvelle.	Salle nº 3.	Sources	{ Reine. Grotte. Blanche. Étigny. Ferras.
Salle nº 9.	Sources	{ Reine. Grotte. Blanche.			
Salle nº 10.	Sources	| Natation.	Salle nº 4.	Sources	{ Reine. Blanche. Étigny. Ferras.
Salle nº 11. Grandes douches, 7 et 8	Sources	{ Reine. Blanche. Richard ancienne. Richard nouvelle.			
Salle nº 15.	Sources	{ Richard ancienne. Richard nouvelle.	Salle nº 5.	Sources	{ Reine. Grotte. Blanche.

TARIF DES BAINS ET DES DOUCHES					PRECIOS DE BANOS Y CHORROS.				
RONDES des BAINS et des DOUCHES.	Bains.	Petite douche.	Grande douche.	Douche écossaise.	TURNOS de los BANOS y CHORROS.	Banos.	Pequeno chorro.	Gran chorro.	Chorre escocés.
Du 1er mai au 31 dudit					*Del 1ero de mayo al 31 del mismo mes*				
Matin — Prix					Por la manana — Precio				
5h.15	1 »	» 50	1 »	1 »	5h.15	1 »	» 50	1 »	1 »
6h.30—7h.45					6h.30—7h.45				
9h.	1 »	» 50	1 »	1 »	9h.	1 »	» 50	1 »	1 »
10h.15	1 »	» 50	1 »	1 »	10h.15	1 »	» 50	1 »	1 »
Soir — Prix					Por la tarde — Precio				
2h. — 3h.15					2h. — 3h.15				
4h.30	1 »	» 50	1 »	1 »	4h.30	1 »	» 50	1 »	1 »
5h.45	» 60	» 50	» 60	» 60	5h.45	» 60	» 50	» 60	» 60
Du 1er juin au 30 dudit					*Del 1ero junio al 30 del mismo mes*				
Matin — Prix					Por la manana — Precio				
5h.15	1 20	» 75	1 20	1 20	5h.15	1 20	» 75	1 20	1 20
6h.30—7h.45					6h.30—7h.45				
9h.	1 50	» 75	1 50	1 50	9h.	1 50	» 75	1 50	1 50
10h.15	1 20	» 75	1 20	1 20	10h.15	1 20	» 75	1 20	1 20
Soir — Prix					Por la tarde — Precio				
2h. — 3h.15					2h. — 3h.15				
4h.30	1 »	» 60	1 »	1 »	4h.30	1 »	» 60	1 »	1 »
5h.45	» 60	» 60	» 60	» 60	5h.45	» 60	» 60	» 60	» 60
Du 1er juillet au 31 août					*Del 1ero julio al 31 agosto*				
Matin — Prix					Por la manana — Precio				
5h.15	2 »	1 »	1 75	1 75	5h.15	2 »	1 »	1 75	1 75
6h.30—7h.45					6h.30—7h.45				
9h.	2 50	1 50	2 25	2 25	9h.	2 50	1 50	2 25	2 25
10h.15	1 75	1 »	1 50	1 50	10h.15	1 75	1 »	1 50	1 50
Soir — Prix					Por la tarde — Precio				
2h. — 3h.15					2h. — 2h.15				
4h.30	1 25	1 »	1 25	1 25	4h.30	1 25	1 »	1 25	1 25
5h.45	» 60	» 60	» 60	» 60	5h.45	» 60	» 60	» 60	» 60

Du 1er septembre au 30 septembre, le tarif est le même que du 1er juin au 30 juin.

Del 1ero de setienbre al 30 del mismo mes el precio es igual al 1ero de junia al 30.

Conseils à suivre pendant le massage.

Le massage est subordonné aux diverses maladies qu'on traite plus particulièrement à Luchon. Ce n'est pas comme à Aix, où, pendant la durée de la douche, le masseur frictionne et masse la peau, plie et retourne les articulations et entretient pour ainsi dire la suda-tion provoquée par la réaction de la douche. A Luchon, les masseurs, et le nombre en est plus considérable qu'ailleurs, ne frictionnent qu'à la sortie du bain et pour des cas particuliers. Hachures, frictions, foulage, sciage, pétrissage, percussion, pointillage, etc., sont des manœuvres bien connues de nos masseurs de Lu-chon. Le malade ne doit dans aucun cas faire usage de ce procédé adjuvant de la médication thermale que sur l'avis de son médecin.

Les contre-indications du massage sont infinies. Le malade doit comprendre que les formes diverses même du massage doivent exercer des actions et des effets différents. Voyez ce qui arrive par le *foulage abdominal*, suivant que la manœuvre est faite par une seule main ou avec les deux, qu'on tienne le ventre serré ou non de l'autre main, il produira une action bienfaisante ou nuisible. C'est au médecin à le pres-crire et à surveiller jour par jour son client.

Les hydarthroses traumatiques, les engorgements articulaires dus aux mêmes causes, luxations, en-torses, etc., sont guéries à Luchon par ce procédé as-socié avec nos eaux.

CHAPITRE VI

PULVÉRISATION, INHALATION, HUMAGE,

GARGARISMES.

Conseils à suivre pendant la pulvérisation.

L'hydrologie thermo-minérale ne s'est point arrêtée à l'emploi des bains et des douches. La pulvérisation, que notre regretté Salls-Girons établit dans son établissement de Pierrefonds, est un autre moyen balnéaire qui ne laisse rien à désirer à Luchon ; seulement son usage réclame de la part du malade des conditionsqu'il faut qu'il connaisse :

1° Etre bien assis dans une chaise.

2° Respirer seulement par la bouche.

3° Porter sa langue bien au dehors.

4° Incliner légèrement la tête.

5° Faire lentement de petites aspirations.

Par sa position ferme dans la chaise, le corps n'aura pas une inclinaison forcée ; par sa respiration seulement par la bouche, à chaque inspiration le liquide thermal pénétrera sans que le voile du palais reçoive la respiration nasale ; par sa langue jetée en dehors, l'épiglotte nécessairement sera rejetée avec elle et l'espace pharyngien laissera un écart suffisant pour grossir le volume de poussière d'eau vers ces parties les plus déclives. Enfin, par de petites aspirations faites le plus doucement possible, la poitrine se dilate

au fur et à mesure qu'on les fait et les voies respiratoires ont grandement le temps de s'habituer à l'air
chaud et humide du milieu thermal.

Les salles de pulvérisation, à Luchon (salle des
hommes et salle des dames), ont un ensemble d'appareils pulvérisateurs que peu de stations thermales
possèdent ; un groupe d'employés intelligents et expé-
rimentés ; des eaux thermales dont la sulfuration (sulfure de sodium) a non seulement une action topique
qui modifie les organes des voies aériennes, mais aussi
une action sédative lorsque l'absorption de l'eau pulvérisée dépasse les voies respiratoires.

La durée du mode opératoire n'est pas toujours la
même. C'est au malade à renseigner chaque jour son
médecin sur son état, celui-ci seul pourra lui fixer et
le temps, et les diverses manières d'application des
eaux.

Mais si le praticien ne peut pas tirer tout le parti
qu'on est en droit d'attendre des théories de la pulvérisation sur la muqueuse pharyngienne, et d'autres
parties voisines, elle rend un service très grand dans
les fosses nasales, auriculaires, certaines phlegmasies
de l'œil, et justifiant d'une origine diathésique et se
modifiant sous l'influence du principe sulfureux de
nos eaux. Il va de soi que le malade aura égard à la
stimulation provoquée par la *force*, par la *température* et par la *durée* de cette douche en poussière. On
comprendra que la texture délicate de ces organes
(face, bouche, pharynx, yeux, ouïe, fosses nasales)
soit de nature à se fluxionner avec facilité au choc
seul de cette petite douche. Il faut encore tenir compte

des complications fâcheuses causées par la force plus ou moins grande de la pulvérisation, la température élevée de l'eau, et enfin par la durée de cette épreuve. Le malade devra mettre à profit devant l'appareil de la pulvérisation, les réserves que nous venons brièvement de formuler en se guidant entièrement par les instructions particulières du médecin qui dirige son traitement.

L'opportunité de la pulvérisation, doit être en rapport avec les conditions du séjour à Luchon, et du temps qu'il fait. Les changements atmosphériques (pluie, brouillards, orages), s'opposent à son emploi. Ceci est incontestable, et pour qui veut faire de la pratique thermale, une spécialité inhérente à la saison, c'est une contre indication essentielle qu'il *importe de préciser.*

En faisant usage de la pulvérisation, ou de tout autre mode balnéaire dans notre établissement, les dames feront bien de renoncer à se saupoudrer la figure avec la poudre de riz, à se teindre les cheveux. Généralement les poudres cosmétiques, pommades, teintures, et tant d'autres liquides à entretenir, soit la peau, soit les dents ou les cheveux, sont des préparations où il rentre des sels tels que plomb, bismuth. argent, arsenic, etc. Outre que ces sels sont souvent dangereux et la cause de bien des névralgies à la tête, des épistaxis, maux d'estomac, vomissements, maux des yeux, etc.; ils se décomposent avec le soufre et forment des mélanges qui se fixent sur la peau, donnant lieu à des taches très foncées et noirâtres qui trahissent le maquillage dont beaucoup de femmes du monde font usage.

Les malades à Luchon se couvrent d'un peignoir et d'une coiffure appropriée pour se garantir de la poussière d'eau. L'établissement fournit dans le prix de la pulvérisation tous ces objets. Nous recommandons cependant à nos clients d'avoir une palette à part, et de ne pas se servir de celle réservée à tout le monde. La fille de service, dans la salle, en vend à un prix très raisonnable.

C'est toujours l'estomac à vide, le matin ou le soir, à 5 ou 6 heures, qu'on prend la pulvérisation.

L'inhalation (de *inhalare*, souffler dedans), n'a pas un local en titre à Luchon. On fait de l'inhalation dans toutes les salles, dans les douches, à l'étuve, à la pulvérisation, à la piscine, car la composition de l'air qu'on y respire est partout chargée d'acide sulfhydrique à l'état de dissolution. Dans la douche pendant le quart d'heure au moins qu'on y passe, on ferait rentrer dans les poumons 1 cc. 40 d'acide sulfhydrique. Dans l'étuve ce serait 4 cc. 41, etc. Mais c'est surtout dans les galeries souterraines que, pour l'absorption des principes minéraux on peut se livrer à une inhalation continue et sans mélange, surtout quand les portes sont complètement fermées.

Une princesse d'Espagne qui arriva à Luchon dans un état désespérant était conduite, il y a quelques années, dans une de ces galeries.

Humage. — La manière de s'*asseoir* et de placer la *bouche* sur l'appareil de humage n'est point aussi indifférente qu'on pourrait le supposer. Il en est de

même des *inspirations*, quand on aspire les vapeurs.
La *durée*, dépendant de certaines conditions individuelles, c'est au praticien à saisir celles qui se recom-
mandent le mieux par rapport au gosier et aux voies
respiratoires.

Le malade ne doit pas se jeter en arrière de sa
chaise, car le corps prenant une inclinaison forcée, à
chaque deux ou trois inspirations, il sera forcé de
tousser. La position sur les trois quarts du bord de la
chaise offre une résistance qui facilite la manœuvre de
l'appareil.

La bouche ne doit pas être collée à l'appareil. Il faut
que le malade ne tombe pas non plus dans l'excès
contraire. Un léger intervalle, un centimètre au plus,
doit séparer la bouche de l'appareil ; plus éloignée la
vapeur aspirée se refroidirait et l'air atmosphérique
même de l'enceinte viendrait se mêler entre les inspirations différentes et entre les bouffées de vapeurs
quand elles entrent dans les poumons.

Les muscles intercostaux externes, les scalènes, le
grand dentelé par des contractions simultanées dila-
tent la poitrine ; et la sensation intérieure qui se manifeste, quand le corps n'est pas courbé sur lui-même et
que la tête reste fixée à un doigt de l'embouchure,
est même très agréable.

Nous recommandons aux malades de ne point se
fatiguer. *Qué va piano, va sano et va lontano.* Chaque
deux ou trois minutes, on doit cesser de humer ; alors
sans être aucunement fatigué le malade cherchera à
mêler à la salive l'humidité de l'eau restée sur ses
lèvres et qui ne se dissipe que peu à peu.

La séance de humage terminée, le malade ne devra pas s'exposer à une impression trop vive de l'air froid extérieur. Il se couvrira la bouche et entrera dans l'établissement. Un peu de lecture, assis devant la grande table des journaux, le fera patienter et éviter les complications, d'ailleurs fort peu agréables, quand on a le désir de guérir.

Envisagé sous le double aspect des réactions provoquées par les principes minéralisateurs mis immédiatement en contact avec la gorge, les bronches et le poumon et comme topique, on comprendra les avantages très considérables qu'on a de remplacer, dans bien des cas, la *pulvérisation* par le *humage*, moyen balnéaire tout rationnel et qui nous vient de fort loin. Le *humage* à Luchon, c'est ce qu'on désigne partout sous le nom d'*inhalation* ou *respiration*.

La température dans les salles de pulvérisation et humage n'est pas élevée; elle n'est pas du tout réglée, et l'air extérieur, les portes étant grandement ouvertes, y pénètre et se mélange avec l'atmosphère de ces salles. C'est le humage qui remplace à Luchon l'inhalation proprement dite. Alors c'est le souffle, le calorique, l'eau elle-même, enfin tous ces éléments qui entrent en jeu parce qu'on *hume* directement au moyen d'un instrument et sans mélange appréciable de l'air atmosphérique. Les personnes qui dans des cas exceptionnels doivent plus particulièrement faire usage de l'absorption des vapeurs sulfureuses devront s'en tenir aux instructions de leur médecin.

Les avantages du humage, a dit un savant, M. Lam-

bran, sont incontestables : on évite une atmosphère
trop chaude ; le corps n'est pas mouillé par la vapeur
condensée; le malade introduit, avec la vapeur d'eau
sulfureuse, une certaine quantité d'air atmosphérique
non altéré, il respire une vapeur dont la richesse en
acide sulfurique est pour ainsi dire constante, puis-
qu'elle est fournie par la vaporisation naturellement
produite par la température même de la source ; on
peut graduer cette richesse d'une manière fixe en pla-
çant des appareils à humage sur des sources de plus
en plus chaudes, sulfureuses et facilement décom-
posées.

Nous avons retiré de bons effets du humage dans la
phthisie, dans les bronchites chroniques et l'affection
granuleuse du larynx et du pharynx.

Gargarisme. — Nous ne conseillerons très certai-
nement pas au malade de prendre des gargarismes ;
mais nous ne nous récrierons pas contre ce moyen
balnéaire pratiqué peut-être à l'excès par des praticiens
dont le savoir-faire est hors de doute. Cependant s'il
est vrai que *l'angine thermale* est après la *diarrhée
thermale* la maladie aiguë la plus commune chez le
baigneur ; s'il est vrai qu'aussitôt après l'abus de la
boisson il se déclare dans la gorge une irritation avec
une coloration d'un rouge intense, injection de la muqueuse, chaleur, chatouillement, picotement, enfin
que chaque partie(amygdales, luette, etc.) soit gonflée
par l'action congestive de l'eau thermale, comment se
fait-il que leur prescription soit toujours faite sans la
moindre petite instruction et sans le moindre conseil ?

En général, il faut cesser la boisson dès la plus petite irritation locale à la gorge. L'angine disparaîtra d'elle-même.

Le gargarisme doit être pris sans que le malade fasse aucune contraction musculaire. L'eau doit être jetée doucement dans l'arrière-bouche, afin que le liquide soit immédiatement en contact avec la membrane muqueuse gutturale. Il faut éviter ce bruit *intracressente* qui double encore dans l'intérieur de l'organe délicat du beau sexe et dont la force d'accroissement le fait sentir sur la face interne plus encore que sur la surface externe.

Nous passerons sur la réapparition à l'état subaigu de certaines maladies chroniques de la gorge. Le praticien qui aura mérité votre confiance saura bien ne pas méconnaître la portée des symptômes qui se manifesteront.

On doit prendre le gargarisme avant la boisson, le matin ou le soir, ou bien dans un moment de la journée, éloigné de l'heure des repas avant d'avoir pris toute nourriture.

CHAPITRE VII

De la cure du petit-lait. — Il fut un temps où la Suisse et l'Allemagne avaient le monopole de la cure du petit-lait. La France, qui n'est jamais en arrière quand il s'agit de progrès, a introduit à son tour le petit-lait dans la pratique balnéaire. Depuis six ans, à Luchon, on rivalise sur ce point avec les autres stations thermales, et on trouve le petit-lait à la Fruiterie nouvellement fondée.

On s'étonne, en général, de la lenteur à agir de cette médication. Le malade, du moins, le croit ainsi, parce qu'elle ne provoque pas une grande révolution dans son organisme, et que pendant tout le temps de la cure la tolérance ne lui fait pas défaut. Nous avons vu cependant des idiosyncrasies rebelles, et qui supportaient avec une grande difficulté 120 grammes de petit-lait (demi de nos verres) ; encore fallait-il y associer un peu de bicarbonate de soude (30 centigrammes) ou 60 grammes d'eau de Vichy (un quart de nos verres).

Le petit-lait, à Luchon, est livré par la Fruitière de Luchon, au consommateur, à la température de l'air ambiant.

Comme il s'altère facilement à l'air, il faut le tenir en réserve dans des vases hermétiquement fermés qu'on introduit pendant quelque temps dans de l'eau chauffée à une température qui varie de 35 à 40° centigrades.

Nous l'employons de préférence dans les premiers temps de la saison. Les pâturages alors sont plus riches, ils renferment plus d'éléments qui communiquent au lait jusqu'à l'odeur aromatique de certaines plantes. Quelquefois aussi nous le prescrivons après la cure thermale pour tempérer les effets d'excitation qu'elle provoque chez certaines constitutions.

Le mode d'emploi est très variable : c'est le matin à jeun qu'on le prendra de préférence. On commencera par petites doses (120 grammes). Le double de cette

dose devra être absorbé en deux fois. Cette pratique
sera encore observée, à plus forte raison si le malade
doit en boire deux, trois verres ou plus. On aura soin
de se promener entre chaque prise environ une demi-
heure. Sans cette précaution, l'estomac pourrait en
souffrir. Des coliques, des évacuations exagérées ré-
sultent souvent de sa négligence. Quelquefois même
il y a de la pesanteur d'estomac et jusqu'à des vomissements. Mais, disons-le, ces accidents n'adviennent
que par le trop grand abus qu'on fait de cette boisson
dans un espace de temps trop restreint. Il est des malades, en effet, qui souvent, dans l'espace d'une heure,
en prennent trois et quatre verres, croyant que la
quantité doit prévaloir avant tout.

Avec des doses modérées, même dans la pléthore
abdominale, en éloignant les prises, nous avons ob-
tenu maintes fois des guérisons, et presque toujours
des améliorations sensibles.

Outre les maladies de l'appareil digestif, citons
aussi certaines affections nerveuses qu'améliore la
cure du petit lait. L'effet sédatif de cette médication imprime à l'organisme débilité une plus grande
régularité vitale, et lui permet une assimilation des
aliments plus active et plus parfaite.

W.

CHAPITRE VIII

Conseils après la cure. — Il est utile de ne pas terminer la cure thermale d'une manière brusque. Il y a
des cas où les eaux ne produisent pas pendant le traitement des changements subits ni même sensibles,
les tempéraments et les constitutions n'étant pas
tous formées sur le même moule, et ne devant pas
éprouver les mêmes modifications ; les personnes qui
fréquentent nos sources ont le grand tort de croire que
ce qui se manifeste chez quelques personnes peut
être étendu à toutes.

On a toujours retiré quelques fruits des eaux, bien
qu'on n'ait pas recouvré toute la santé ; elles ont ou-
vert la voie de guérison au malade, pour un temps
plus ou moins prochain, en exerçant une action spéciale qui éloigne les récidives, et en modifiant l'ensemble de l'organisme.

Il faut savoir s'abstenir de beaucoup de choses, et
surtout des médications. Celles-ci pourraient détruire
le travail commencé de la cure thermale. Le tempérament agissant comme élément, peut influencer la guérison qui se manifeste immédiatement chez les uns,
tardivement chez les autres, pendant leur retour,
en voyage, et enfin chez un grand nombre de personnes, alors seulement qu'elles sont rentrées dans
leurs foyers.

On devrait, après la cure, faire un court séjour dans
notre cité, et ne faire le voyage qu'à petites journées.

La mode le veut autrement, et de Luchon on s'en retourne par Biarritz, ou bien encore par Bigorre; on
prend son vol vers la Suisse, sans comprendre que
le repos vaudrait infiment mieux, et que les excursions, les bals, le théâtre, le jeu et tant d'autres dis-
tractions peuvent provoquer des accidents imprévus
qu'on peut sûrement éviter.

Après le départ de notre cité thermale, il faudrait,
pendant cinq ou six semaines, se tenir en garde contre
tout écart de régime. Il faut, je le répète, que la cure
s'achève, se confirme même, en maintenant dans de
justes bornes le travail interne qui, après un certain
temps encore, amènera des manifestations variant
avec les différentes formes de diathèses.

L'air de la mer est sans doute tonique, mais les
bains froids après les bains thermaux, loin de relever
l'organisme et de régénérer nos tissus, ont pour ainsi
dire un effet contraire. L'impressionnabilité de la peau
est doublement accentuée, non seulement à cause de
la température de l'eau de la mer, mais aussi par suite
des influences atmosphériques qui sont moins uni-
formes que dans les montagnes dans une saison (comme juillet et août) soumises à des règles invariables. Il
faut laisser, à l'effet consécutif des eaux thermales,
toute la latitude voulue, sans compromettre les puis-
sances de réaction *latentes* chez bien des personnes
déprimées.

Le malade ne perdra pas de vue que, aux heures
qu'il avait l'habitude de prendre son bain ou sa douche, et surtout la *boisson*, il sera sujet à quelques
troubles ou sueurs que nous appelons critiques, et qui

sont d'un heureux présage du bon effet de la cure thermale. Nous recommandons à ceux-là de se tenir au lit pendant ces moments-là et de favoriser cette crise en prenant un peu de thé ou un peu de tilleul.

Dans les précautions nécessaires après l'usage des eaux minérales, feu le Dʳ Raulin s'exprime ainsi : les principes minéraux des eaux qui ont resté dans les substances animales servent à favoriser la circulation de la masse des liquides, à déboucher les extrémités capillaires des vaisseaux souvent obstrués par une lymphe trop dense, trop épaisse ou par un sang trop couenneux ; ces principes sont propres à solliciter, à rétablir, à amener les mouvements oscillatoires des fibres, des solides, à soutenir leur ton, leur activité, leur élasticité et en général à faciliter toutes leurs fonctions.

On conçoit, par les effets que produisent les eaux minérales sur les liquides et les solides, même long-temps après qu'on en a cessé l'usage, combien il est essentiel d'user de précautions pour obtenir les effets qu'on a lieu d'en attendre. La même attention doit être portée jusqu'à éviter les accidents qui résulte-raient des abus que l'on pourrait commettre dans des circonstances aussi précieuses. Le Dʳ Raulin conseille ailleurs qu'après les eaux il faut laisser la nature à elle-même pour qu'elle puisse agir avec toutes ses res-sources. Ce n'est que par elle que les fonctions peu-vent se rétablir dans leur perfection ; les secours de l'art ne font que la seconder en éloignant des obsta-cles qui la gênent. La nature doit être regardée dans les fonctions mécaniques animales, sous l'empire de l'âme, comme leur principe, leur mobile, leur objet et leur fin.

C'est au célèbre professeur Alibert que nous avons emprunté notre épigraphe placée en tête de ce livre. C'est à lui encore que nous serons redevables de la citation de la fin.

« Quand toutes ces règles sont suivies, c'est le cas de redire avec Frédérik Hoffman, qu'il n'est pas de remède plus primitif, plus étendu que les eaux minérales, qu'elles sont le plus sûr véhicule de l'élément curatif ; que ce sont des agents certains propres à défendre nos corps contre toute corruption ennemie ; qu'elles se diversifient pour s'adapter à tous les systèmes, et pour en réparer les altérations. »

Paris. — Typ. de A. Parent, Davy successeur
Rue Monsieur-le-Prince, 29-31.

www.ingramcontent.com/pod-product-compliance
Lightning Source LLC
Chambersburg PA
CBHW050611210326
41521CB00008B/1203